101

USOS INCREÏBLES

de

L'ÀLOE VERA

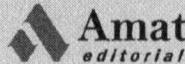

Amat Editorial és un segell editorial especialitzat en la publicació de temes que ajuden a fer que la teva vida sigui cada dia millor. Amb més de 400 títols en catàleg, ofereix respostes i solucions a les temàtiques:

- Educació i família.
- Alimentació i nutrició.
- Salut i benestar.
- Desenvolupament i superació personal.
- Amor i parella.
- Esport, fitness i temps lliure.
- Ment, cos i esperit.

E-books:
Tots els títols disponibles en format digital són a totes les plataformes del món de distribució d'e-books.

Per estar informat:
Uniu-vos al grup de persones interessades a rebre, de forma totalment gratuïta, informació periòdica, *newsletters* de les nostres publicacions i novetats a través del QR:

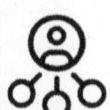

On seguir-nos:

 | @amateditorial

   | Amat Editorial

El nostre servei d'atenció al client:
Telèfon: **+34 934 109 793**
E-mail: **info@profiteditorial.com**

SUSAN BRANSON

101
USOS INCREÏBLES
de
L'ÀLOE VERA

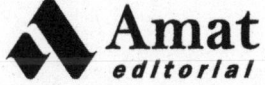

Aquest llibre ha estat publicat en llengua anglesa per Familius amb el títol de *101 amazing uses for aloe vera*, de Susan Branson.

© Susan Branson, 2025
© Profit Editorial I., S.L., 2025
  Amat Editorial és un segell de Profit Editorial I., S.L.
  Travessera de Gràcia, 18-20, 6.º 2.ª. 08021 Barcelona

Disseny de coberta: Jordi Xicart
Maquetació: typorvila.com

ISBN: 978-84-19870-88-9
Dipòsit Legal: B 15628-2025
Primera edició: Octubre del 2025
Traducció, adaptació i revisió a càrrec de l'Equip editorial d'Amat

Impressió: Gráficas Rey
Imprès a Espanya – *Printed in Spain*

MIXT
Paper | Donant suport
a la silvicultura responsable
FSC
www.fsc.org
FSC® C131084

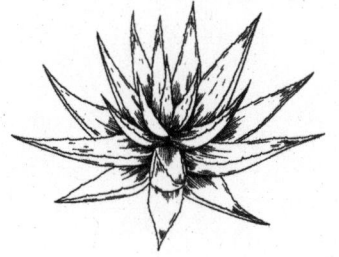

ÍNDEX

CAPÍTOL 2. BENESTAR

CAPÍTOL 4. PLANTES I ANIMALS

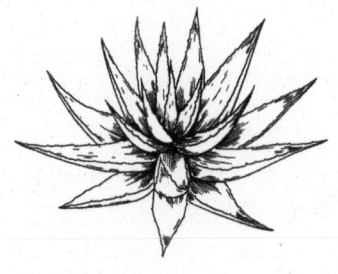

INTRODUCCIÓ
—

QUÈ ÉS L'ÀLOE VERA?
—

L'àloe vera és una planta crassa que creix en forma de roseta a mesura que envelleix. Té fulles llargues, carnoses i de color gris verdós, amb les vores dentades. És perenne i prospera en ambients tropicals, però es pot cultivar fàcilment en interiors, en testos amb terra sorrenca ben drenada i regant-la amb regularitat. A ple sol, creix sana. En condicions adequades, les plantes d'àloe madures poden desenvolupar flors tubulars grogues i taronges en un racó a la part superior d'una tija. En canvi, això és difícil d'aconseguir amb l'àloe cultivat en testos d'interior.

Les fulles de la planta es componen de tres parts: un gel interior inodor i transparent, una saba groguenca i amarga, coneguda com a làtex, i una gruixuda capa exterior o escorça. La planta conté més de setanta-cinc substàncies biològicament actives que li confereixen el seu poder curatiu. La majoria d'aquestes substàncies es troben al gel interior. El 99% d'aquesta capa es compon d'aigua i l'1% restant, d'hidrats de carboni, vitamines, minerals, proteïnes, greixos i àcids fenòlics. El làtex també té alguns compostos que poden ser beneficiosos i la capa exterior té com a finalitat principal la protecció i supervivència de la planta. L'àloe vera s'utilitza en moltes indústries, com la farmacèutica, la cosmètica i l'alimentària. Es pot adquirir com a planta sencera, en fulles tallades, gel, suc, en pols, com a pomada o suplement. Per les seves propietats curatives té un ús generalitzat i la reputació d'aquesta planta segueix a l'alça, a mesura que es publiquen més estudis científics que donen suport als seus efectes positius per tractar multitud d'afeccions de salut.

LA HISTÒRIA DE L'ÀLOE VERA
—

L'àloe es va originar en zones de clima tropical d'Àfrica i avui dia es cultiva en entorns similars d'Àsia, Europa i Amèrica. Es creu que els egipcis van ser els primers a reconèixer i valorar aquesta planta fa milers d'anys. Se sap que van arribar a tenir dotze fórmules que utilitzaven l'àloe vera en tractaments mèdics per a diverses afeccions: cucs intestinals, cremades, úlceres i malalties de la pell. N'hi ha registres al papir d'Ebers, el document mèdic més antic de l'antic Egipte, que data aproximadament de l'any 1550 aC. L'àloe era tan valuós que se'l coneixia com la «planta de la immortalitat». Es diu que les reines Nefertiti i Cleòpatra utilitzaven la planta per realçar la seva bellesa. Als faraons se'ls embalsamava amb àloe i mirra per preservar-ne el cos després de la mort. També es col·locava entre les seves robes funeràries per garantir-ne l'ús i gaudi en l'altra vida.

Els comerciants van portar l'àloe a l'Índia i a la resta d'Àsia cap a l'any 600 aC i, amb ell, els seus coneixements sobre els usos terapèutics i cosmètics. En aquesta època, el gel interior i la saba se separaven de l'escorça i es convertien en productes amb els quals es comerciava. Les fulles senceres s'assecaven i es trituraven fins a convertir-les en pols. La popularitat de l'àloe va créixer al llarg dels segles i avui dia continua sent un producte molt cobejat. El segle passat, Mahatma Gandhi, el famós activista indi que va advocar pels drets civils dels seus compatriotes, va afirmar que gràcies a l'àloe era capaç de mantenir la força durant els seus llargs períodes de dejuni.

Fa dos mil anys, Aulus Corneli Cels, escriptor romà i autor de la font més important de coneixements mèdics de l'època, va deixar constància que els romans prenien l'àloe com a laxant. Els grecs ja el feien servir, com consta en els escrits de Dioscòrides Pedaci, que va determinar que la saba amarga era la part de l'àloe que contenia les propietats purgants de la planta. També el recomanava per netejar l'estómac, induir el son i tractar la pell. Els soldats d'Alexandre el Gran s'aplicaven àloe en les ferides perquè cicatritzessin després de la batalla. L'hel·lè fins i tot va conquerir l'illa de Socotra, on l'àloe creixia en abundància, per poder disposar d'un subministrament quan en necessités.

La planta també va arribar a Europa a través del comerç i l'exploració, i els sacerdots jesuïtes en cultivaven jardins farcits. Els sacerdots espanyols van distribuir aquesta planta curativa arreu d'Europa i es creu que van ser els responsables de la seva introducció al Nou Món. Cristòfor Colom va portar àloe a bord dels seus vaixells per curar afeccions i sanar les ferides de la seva tripulació. El considerava un dels aliments indispensables de l'home. Però, com passa amb la majoria dels aliments, es va descobrir que el potencial de l'àloe disminuïa si la fulla no era fresca. La seva popularitat va començar a decaure en les zones on no es cultivava. Més tard, es va aconseguir estabilitzar els seus principis actius mitjançant tècniques de processament i se'n va recuperar el valor medicinal. L'interès per la planta va tornar a créixer.

En molts països, l'àloe es va començar a utilitzar principalment en la indústria farmacèutica pel seu làtex. Actualment, però, ha adquirit una rellevància molt més gran i es pot trobar en botigues de queviures, herboristeries i mercats. A més de nodrir i embellir el cos, l'àloe és cada vegada més conegut pel seu potencial terapèutic. Els seus variats usos, abans relegats a una saviesa popular molt concreta, han cobrat protagonisme, a mesura que més i més gent es va convencent dels beneficis dels quals fa milers d'anys que es parla.

PER QUÈ ESTÀ TAN DE MODA?
—

Amb més de setanta-cinc compostos biològicament actius, el potencial terapèutic de l'àloe vera és considerable. Alguns poden exercir els seus efectes per si sols, però és probable que l'efecte potenciador d'aquestes substàncies exerceixi un paper més important en el seu poder reconstituent. Aquesta planta redueix la inflamació, estimula el sistema immunitari i destrueix bacteris, virus i fongs; ajuda a curar ferides, controlar la diabetis, prevenir el creixement de tumors i millorar l'artritis. Un dels usos més antics i apreciats és com a tònic general per ajudar el sistema gastrointestinal. Tant si es tracta d'estrenyiment, reflux o úlceres, l'àloe és el producte indicat.

Elegir la part de la planta adequada als fins terapèutics és important per aconseguir els efectes desitjats. El gel interior transparent conté la major part dels components bioactius i pot utilitzar-se només extret de la planta o comprar-se en botigues o per internet. Alguns productes contenen només el gel interior, mentre que d'altres contenen tant el gel com el làtex. Els compostos del làtex groc de la planta —de sabor amarg— són irritants intestinals i responsables de l'efecte laxant. El làtex s'ha d'utilitzar només si es busca aquest efecte. Molts preparats comercials eliminen el làtex perquè no comporti un augment de les deposicions, però se n'ha de consultar primer l'etiqueta.

ÉS SEGUR PRENDRE ÀLOE VERA?
—

L'àloe vera, que es troba tant en cosmètics com en medicaments, se sol aplicar sobre la pell, tot i que cada vegada és més freqüent el seu consum oral. Es pot aplicar sobre la pell de manera segura si s'utilitza en quantitats adequades. Algunes persones poden experimentar lleus picors, envermelliment o cremor. Això podria indicar una reacció al·lèrgica, però la bona notícia és que és reversible si se n'interromp l'ús. Una precaució que s'ha de prendre és evitar posar àloe sobre la pell i després administrar una crema amb esteroides. D'aquesta manera podria absorbir-se més crema, cosa que donaria lloc a rebre una dosi superior a la prevista.

La ingesta oral d'àloe és segura a curt termini en les dosis recomanades. Tot i que la majoria de les persones no semblen experimentar efectes adversos, alguns grups de població han de parar-hi atenció. Les embarassades i les mares lactants l'han d'evitar a causa de la seva associació amb un risc més alt de defectes congènits i avortament espontani. Així mateix, es recomana precaució als diabètics perquè l'àloe redueix els nivells de sucre en sang. Si es pren amb insulina o una medicació hipoglucemiant, el nivell de sucre podria baixar massa. Per tant, aquests nivells s'han de controlar. Això s'aplica també a l'ús d'herbes i suplements. Es creu que el crom, l'àcid alfa lipoic, l'harpagòfit o urpa del diable i l'all tenen el mateix efecte hipoglucemiant. Les persones que prenen anticoagulants corren el risc de patir hemorràgies i hematomes si els combinen amb l'àloe. També es creu que l'àloe alenteix la coagulació, per la qual cosa no s'ha de prendre durant les dues setmanes prèvies a una intervenció quirúrgica. La seva combinació amb altres plantes que alenteixen la coagulació de la sang, com el clau, l'all, el gingebre, el ginkgo o la cúrcuma, s'ha de fer amb cura.

El làtex de la fulla s'utilitza com a laxant, però pot causar alguns problemes si es pren en dosis elevades. Un gram al dia durant diversos dies pot resultar mortal. Quantitats inferiors poden provocar dolor d'estómac, calfreds i diarrea. Les persones amb malaltia inflamatòria intestinal o qualsevol tipus d'obstrucció intestinal ho han d'evitar, ja que és un irritant intestinal i podria fer empitjorar aquest tipus d'afeccions. El làtex també és desaconsellable per a les persones amb hemorroides (comporta un augment del sagnat) i problemes renals (pot portar a una insuficiència renal). Els pacients cardíacs que prenen digoxina també l'han d'evitar. A aquests se'ls sol administrar un diürètic que pot reduir els nivells de potassi en l'organisme; l'àloe té el mateix efecte. La combinació de tots dos pot augmentar el risc de patir els efectes secundaris de la digoxina. La ingestió d'àloe amb altres laxants podria comportar risc de deshidratació i pèrdua de minerals. L'oli de ricí, l'arrel de ruibarbre, les fulles i beines de senet i l'espina cervina de vern són algunes herbes que tenen efectes similars. Quan alguna d'elles es pren en combinació amb medicació oral, la taxa d'absorció del fàrmac pot disminuir, fent que sigui menys eficaç. Això podria tenir repercussions importants en el control de la malaltia i el temps de curació. Recorda que el làtex de l'àloe pot comprar-se sol, combinat amb altres ingredients o extreure's de la mateixa fulla. Les pólvores i extractes de fulles senceres també contenen làtex. En la majoria dels casos, el làtex pot utilitzar-se amb seguretat com a laxant, però correspon al consumidor avaluar el seu estat de salut i examinar els medicaments, herbes i suplements que pugui estar consumint per prendre una decisió segura i informada.

QUANT N'HAIG DE PRENDRE?

La quantitat d'àloe recomanada per a cada persona depèn del seu pes, estat de salut, dieta i motiu de la presa. Un aspecte important que cal recordar és que l'àloe vera és un producte natural i, com a tal, no està sotmès a una regulació estricta. La qualitat del producte, en cas d'estar processat, depèn en gran mesura del fabricant. L'àloe ha de ser el primer ingredient que figuri a l'etiqueta i, idealment, en l'envàs hi hauria de figurar el segell de l'Aloe Science Council, l'organisme internacional de referència relacionat amb els productes derivats de l'àloe. Això garanteix que el producte és d'alta qualitat i puresa i que el seu etiquetatge es correspon amb el contingut. En la fabricació de productes d'àloe, es pot moldre i filtrar tota la fulla per produir suc d'àloe. Altres fabricants retiren l'escorça exterior, eliminen la saba i després extreuen el gel interior restant per obtenir-ne el suc, que pot concentrar-se o convertir-se en pols. Si es pren per a l'estrenyiment, s'han d'utilitzar productes que continguin làtex, ja sigui com a pols de la fulla sencera, en forma de suplement o fulla fresca. Una dosi eficaç és d'entre 100 i 200 mil·ligrams al dia, presa cada nit. En qualsevol dels casos, la forma més fàcil de garantir una dosi segura i eficaç és utilitzar suplements i seguir les instruccions de l'envàs. Per a la resta de les afeccions, s'ha d'utilitzar el gel interior sense el làtex. En un estudi els subjectes van ingerir quinze mil·lilitres al dia durant quaranta-dos dies sense presentar efectes adversos.[1] És probable que fins i tot dosis més altes siguin adequades. Un altre estudi va demostrar que era segura una dosi de 100 mil·lilitres al dia d'una solució de gel d'àloe al 50% durant quatre setmanes.[2] Es considera una dosi de manteniment amb suc d'àloe aquella que oscil·la entre els 50 i 100 mil·lilitres diaris. Es pot duplicar o triplicar en funció de les necessitats de cada persona; no obstant això, es recomana sempre la dosi efectiva més baixa.

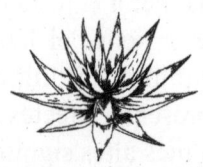

CAPÍTOL 1

SALUT

—

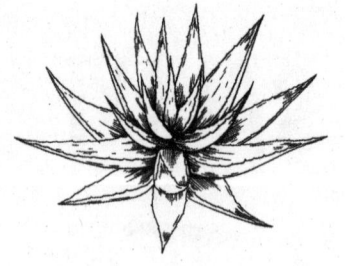

1. ARTRITIS REUMATOIDE

L'artritis reumatoide és un trastorn autoimmune que té lloc quan el sistema immunitari ataca per error els teixits de l'organisme. El revestiment sinovial de les articulacions augmenta molt de volum i s'infiltra amb cèl·lules inflamatòries. Aquest creixement envaeix i erosiona l'os i provoca amb el temps una dolorosa inflamació i deformitat articular. Els símptomes es poden estendre a altres teixits no articulars del cos. Es desconeixen les causes de la malaltia, però se sospita que són una combinació de genètica i desencadenants ambientals. Aquesta malaltia crònica no té cura i es tracta principalment amb medicaments. Se solen receptar antiinflamatoris no esteroidals, esteroides o fàrmacs antireumàtics modificadors de la malaltia per reduir el dolor, la inflamació i el mal articular. Els possibles efectes secundaris són nombrosos: problemes digestius, danys hepàtics i renals, problemes cardíacs, debilitament dels ossos, diabetis, augment de pes i infeccions pulmonars greus.

L'emodina d'àloe pertany a una família de compostos presents a l'àloe vera que tenen efectes antiinflamatoris i anticancerosos.[3] En un estudi, aquest compost es va incloure amb cèl·lules sinovials humanes d'artritis reumatoide durant tres dies. Aquestes cèl·lules són motors actius de la destrucció articular. L'emodina d'àloe va disminuir el nombre de cèl·lules sinovials viables i, en concentracions més elevades, va provocar la mort d'aquestes cèl·lules en impedir que es dividissin i multipliquessin.[4] Això disminuiria el volum de cèl·lules sinovials que recobreixen les articulacions i reduiria la inflamació i el dolor articular en les persones amb artritis reumatoide.

2. ARTROSI

L'artritis és una discapacitat molt freqüent avui dia que afecta milions de persones al món. L'artrosi n'és un dels dos tipus més comuns i es caracteritza per la inflamació de les articulacions. Les articulacions proporcionen la connexió entre els ossos i permeten el moviment. Estan esmorteïdes per cartílags que permeten que l'articulació es mogui amb suavitat i facilitat. En els pacients amb artrosi, el cartílag es trenca i provoca la inflamació. Es produeix un excés de líquid en l'articulació, la qual cosa comporta inflamació. Aquesta malaltia afecta moltes persones a mesura que envelleixen a causa del desgast natural. La genètica també hi influeix, igual que les lesions per traumatismes o malalties. Les persones afectades pateixen d'articulacions doloroses, rígides i inflamades que cruixen en moure's. L'amplitud de moviment es redueix, sobretot a les mans, peus, columna vertebral, malucs i genolls. Es recomana reduir la tensió del cartílag articular per alleujar-ne alguns dels símptomes. Això implica perdre pes i evitar certes activitats. L'objectiu del tractament és reduir el dolor i la inflamació per permetre un moviment més còmode.

Els medicaments per tractar l'artrosi són variats: pastilles, cremes, gels i fins i tot injeccions en la mateixa articulació. Els seus efectes secundaris són sovint gastrointestinals, com malestar estomacal, diarrea o úlceres.

L'àloe vera s'utilitza des de fa segles per tractar l'artritis.[5] Per si sol, actua com a antiinflamatori i pot ajudar a reduir la inflamació de les articulacions i el dolor associat. Quan es pren amb medicaments, pot contrarestar els efectes digestius irritants i alleujar els teixits gastrointestinals. L'àloe vera, com a teràpia complementària al tractament farmacològic convencional, s'utilitza habitualment a tot el món. El 28% dels pacients artròsics de Nigèria que utilitzen productes naturals juntament amb els seus medicaments opten per l'àloe vera per millorar el seu estat.[6] Es tracta d'un ús transmès de generació en generació. Només els productes eficaços perduren en el temps i el llarg ús de l'àloe per millorar els símptomes de l'artrosi és un testimoni de la seva eficàcia.

3. CÀNCER DE COLL D'ÚTER
—

Les cèl·lules del coll uterí poden començar a desenvolupar gradualment canvis precancerosos. Aquests canvis es poden detectar mitjançant una citologia vaginal i tractar-se perquè no derivin en cèl·lules malignes. No obstant això, no totes les cèl·lules precanceroses es converteixen en canceroses amb el temps. Les que acaben sent-ho solen trigar uns anys a transformar-se: es multipliquen sense control i no moren com les cèl·lules sanes. Formen masses anomenades tumors, que poden desprendre's i estendre's a altres zones del cos. Una de les causes del càncer de coll uterí és el virus del papil·loma humà (VPH). Aquest virus és freqüent i n'hi ha de diversos tipus. El VPH es contreu en mantenir relacions sexuals amb una persona infectada, tot i que el portador no en mostri signes ni símptomes. La majoria dels casos de VPH es resolen per si sols, però alguns poden derivar en càncer de coll uterí. Determinats factors relacionats amb l'estil de vida, com fumar, també augmenten el risc de desenvolupar-lo. El tractament depèn del grau de desenvolupament del càncer. En les fases inicials, la cirurgia per extirpar el coll uterí i l'úter (juntament amb els ganglis limfàtics i part de la vagina) sol eliminar el càncer. En altres casos s'opta per la radioteràpia i la quimioteràpia per reduir la mida dels tumors i eliminar les cèl·lules afectades. Els qui es troben en les últimes fases d'aquest càncer solen sotmetre's a una combinació de radioteràpia i quimioteràpia.

El diagnòstic de càncer de coll uterí, com qualsevol tipus de càncer, és molt dur de rebre. I pot ser-ho encara més per a les dones en edat fèrtil, que han de lluitar contra una malaltia greu mentre tracten de preservar la seva capacitat per tenir fills. L'àloe vera és una planta natural que es pot combinar amb medicaments convencionals contra el càncer per reduir el creixement de les cèl·lules canceroses i millorar-ne el pronòstic. En un estudi es va afegir extracte cru d'àloe a cèl·lules humanes de càncer de coll d'úter, cosa que va provocar la mort de moltes d'aquestes cèl·lules; les cèl·lules sanes no es van veure afectades per l'àloe. Quan el gel d'àloe vera i el cisplatí (un fàrmac utilitzat per tractar el càncer) es van afegir a les cèl·lules canceroses, el creixement d'aquestes es va inhibir encara més.[7] Per tant, s'hauria de considerar l'ús de l'àloe, juntament amb els tractaments prescrits pels metges, per desenvolupar noves estratègies que combatin el càncer de coll d'úter.

4. CÀNCER DE MAMA

El càncer de mama es produeix quan les cèl·lules de la mama comencen a créixer de manera descontrolada i formen un tumor. Els tumors són cancerosos si es desenvolupen i s'estenen a altres zones del cos. Aquesta malaltia és molt més freqüent en les dones, però els homes també poden patir-la. Les mamografies ajuden a detectar-la abans que n'apareguin els símptomes. Si no es detecta a temps, la malaltia pot provocar secrecions sanguinolentes al mugró o canvis en la forma o textura de la mama o el mugró, que es poden percebre com un bony. El tractament sol consistir en radioteràpia, quimioteràpia o cirurgia.

El càncer de mama és el més freqüent entre les dones i la recerca de noves teràpies que siguin eficaces és fonamental perquè augmentin les taxes de supervivència. En un estudi es va utilitzar extracte d'àloe vera per determinar-ne els efectes sobre les cèl·lules canceroses en humans. L'àloe va ser capaç d'augmentar la taxa de mortalitat de les cèl·lules canceroses sense un impacte significatiu en les cèl·lules mamàries sanes. Quan es va combinar l'àloe amb el cisplatí, un fàrmac utilitzat per tractar el càncer, es va inhibir encara més el creixement de les cèl·lules canceroses. L'àloe no només sembla ser un agent antitumoral eficaç, sinó que pot augmentar el potencial terapèutic dels fàrmacs convencionals utilitzats per combatre el creixement del càncer.[8]

5. CANDIDIASI

La candidiasi és una infecció fúngica causada pel fong *Candida*. Hi ha més de vint espècies d'aquest fong que poden infectar l'ésser humà, però la *Candida albicans* n'és la més comuna. Viu normalment a la pell i les mucoses i sol ser inofensiva. Però, si les condicions de l'organisme es veuen alterades i creen un entorn favorable a un creixement excessiu, poden aparèixer infeccions a la boca, la vagina, les vies urinàries, la pell o l'estómac. La majoria de les causes del creixement excessiu de *Candida* es deuen a certs fàrmacs, l'embaràs, les infeccions bacterianes, l'excés de pes o un sistema immunitari deficient. Les infeccions vaginals per fongs, les lesions blanques a la llengua o la cara interna de les galtes, les clivelles doloroses a la pell de les comissures de la boca o les erupcions cutànies amb crosta al voltant dels dits de les mans i els peus o a l'engonal són símptomes de candidiasi.

Els fàrmacs antifúngics solen receptar-se durant un màxim de dues setmanes. La reducció de sucre i productes amb llevat en la dieta, així com la presa de probiòtics, són mètodes complementaris molt utilitzats per ajudar a combatre la candidiasi. El consum diari d'àloe vera pot afegir-se a aquests mètodes. L'activitat antifúngica de l'extracte de fulles fresques d'àloe vera és potent, ja que inhibeix el creixement de la *Candida albicans* entre un 90% i un 100%.[9] S'ha identificat una nova proteïna al gel de la fulla de l'àloe vera que és alhora antifúngica contra la *Candida* i antiinflamatòria.[10] És possible que existeixin altres compostos actualment no identificats en l'àloe que també comparteixin aquestes propietats. El gel de la fulla és fins i tot més eficaç que el medicament antifúngic, triclosan, per reduir els nivells de *Candida* a la boca.[11] Una dosi de 175 ml de suc d'àloe vera al dia ajuda a reduir els símptomes de la candidiasi i a prevenir-ne el creixement excessiu, cosa que podria afectar tot el cos.

6. CANDIDIASI VAGINAL

El fong *Candida albicans* és la causa més habitual de les infeccions vaginals per fongs. Aquestes infeccions són molt freqüents i afecten fins al 75% de les dones en algun moment de la seva vida. Normalment, el fong viu a la vagina en petites quantitats, però, de vegades, quan canvien les condicions que afecten l'equilibri dels microorganismes, creix en nombre i desencadena una infecció. Els desequilibris es poden deure a antibiòtics, canvis hormonals, embaràs, diabetis, un sistema immunitari debilitat, massa aliments ensucrats en la dieta i estrès. Aquesta infecció pot causar flux vaginal anormal, inflamació del teixit vaginal, micció dolorosa, picor i cremor. Els medicaments antimicòtics poden eliminar la infecció en dues setmanes. Aquestes infeccions tenen una alta taxa de recurrència i caldrà, en cada ocasió, fer ús dels medicaments.

Les esmentades infeccions solen tractar-se amb fluconazole, un medicament antifúngic. Tanmateix, aquest medicament pot tenir alguns efectes secundaris greus: insuficiència hepàtica, convulsions o arrítmia. El sabó d'àloe utilitzat com a agent tòpic de neteja en les infeccions vaginals per fongs va inhibir més del 68% de quatre soques comunes de *Candida*, inclosa la *C. albicans*.[12] Tot i que no es van identificar els ingredients actius del sabó, és possible que es tracti d'una proteïna concreta que es troba al gel de la fulla de la planta. Aquesta nova proteïna no només va tenir una forta activitat antifúngica contra la *C. albicans*, sinó que també va demostrar potents propietats antiinflamatòries.[13] En comparació amb el medicament antifúngic, triclosan, l'àloe va reduir la presència de *Candida* significativament.[14] Per ajudar el cos a recuperar-se de les infeccions vaginals per fongs, aplica gel d'àloe a la zona afectada diverses vegades al dia i beu entre 120 i 180 ml de suc pur de fulla d'àloe una vegada al dia.

7. COLESTEROL ALT

El colesterol és una substància cerosa, semblant al greix, que es troba a les cèl·lules i és necessària perquè l'organisme produeixi vitamina D, hormones i els àcids biliars que ajuden a digerir els aliments. El nostre organisme produeix colesterol, però també l'obtenim a través dels greixos saturats i determinats aliments. El colesterol es presenta en dues formes: HDL o lipoproteïna d'alta densitat (el bo) i LDL o lipoproteïna de baixa densitat (el dolent). Es parla de colesterol alt quan hi ha nivells elevats de colesterol a la sang, tant d'HDL com d'LDL. No obstant això, quan hi ha massa colesterol LDL al cos, es pot acumular a les artèries i augmentar les possibilitats de patir una malaltia coronària. La placa, que conté colesterol, s'acumula a l'interior de les artèries i en provoca una obstrucció parcial o total, cosa que porta a l'estrenyiment i enduriment de les artèries; en conseqüència, això pot provocar un infart de miocardi o un ictus. Les estatines són fàrmacs que solen receptar-se per reduir el colesterol LDL, però també poden causar problemes intestinals i inflamació muscular.

Els nivells de colesterol responen bé als canvis en la dieta. Els productes d'origen animal són els que més colesterol aporten, per la qual cosa una disminució de la ingesta de carn i un augment dels aliments baixos en greixos saturats seran molt beneficiosos per a l'organisme. L'àloe també ajuda l'organisme a assolir nivells saludables. Pacients diabètics de tipus 2 amb colesterol alt es van sotmetre a un estudi: van prendre una càpsula de gel d'àloe de 300 mil·ligrams o una càpsula de placebo (sucre) cada dotze hores durant dos mesos. Transcorregut aquest temps, el colesterol total i el colesterol LDL es van reduir significativament en el grup de l'àloe en comparació amb el grup del placebo. Un benefici afegit per a aquest grup de pacients va ser que l'àloe va reduir la glucosa en sang en dejú.[15] Totes les persones amb colesterol alt, no només els diabètics, podrien beneficiar-se de prendre suplements d'àloe o gel d'àloe cada dia per ajudar a reduir i mantenir nivells saludables de colesterol i reduir el risc de patir malalties cardiovasculars.

8. COLITIS ULCEROSA
—

La colitis ulcerosa és una malaltia intestinal que provoca una inflamació duradora en el revestiment més intern de l'intestí gros. Els símptomes poden variar depenent d'on es localitzi la inflamació a l'intestí gros i solen ser de lleus a moderats, amb períodes de remissió. Alguns signes de colitis ulcerosa són diarrea amb sang o pus, hemorràgia rectal, dolor abdominal o rectal, urgència o incapacitat per defecar, febre, fatiga i pèrdua de pes. Les opcions de tractament inclouen fàrmacs antiinflamatoris o immuno-supressors. Els casos greus poden requerir cirurgia per extirpar el còlon i el recte.

Els pacients amb malaltia inflamatòria intestinal, in-closa la colitis ulcerosa, utilitzen àmpliament l'àloe a cau-sa de la seva activitat antiinflamatòria. Proves recents en refermen l'ús per millorar els símptomes de l'afecció. Es va administrar aleatòriament a pacients gel d'àloe vera o placebo, dues vegades al dia durant quatre setmanes. Els que havien rebut l'àloe van tenir un índex de resposta sig-nificativament més gran; més pacients van veure millorar els seus símptomes i un nombre més elevat va entrar en remissió. Determinats compostos de l'àloe són capaços de reduir l'activitat d'un enzim que intervé en la progressió de la colitis ulcerosa, en part impedint el reclutament de cèl-lules inflamatòries en el teixit afectat del còlon.[16] El con-sum de suc d'àloe o la ingesta diària de suplements d'àloe pot alleujar la inflamació i reduir els molestos símptomes associats a la colitis ulcerosa.

9. DIABETIS

La diabetis és una malaltia que afecta la manera en què l'or-ganisme gestiona la glucosa, que pot assolir nivells inade-quats a la sang. La diabetis de tipus 1 comporta una producció escassa o nul·la d'insulina per part del pàncrees; la diabetis de tipus 2 implica la producció d'insulina en el pàncrees, però l'organisme no la utilitza tan bé com caldria, mentre que la diabetis gestacional és una forma d'hiperglucèmia que afecta les dones embarassades. Algunes persones estan genèticament predisposades a patir-la, però el sobrepès també és un factor de risc. Sensació de set, micció freqüent, fatiga, formigueig, entumiment de mans o peus i visió borrosa en són alguns dels indicis. Per controlar-la cal fer exercici, millorar la dieta i vigilar els nivells de glucosa en sang. Moltes persones necessiten injectar-se insulina cada dia.

La diabetis no només afecta els nivells de glucosa en sang, sinó que també repercuteix en el metabolisme dels greixos de l'organisme. Els pacients diabètics corren més risc de desenvolupar colesterol alt. Si no es controla, pot provocar complicacions cardiovasculars. El consum de gel d'àloe vera pot normalitzar els nivells elevats de glucosa, colesterol i altres greixos. Alguns pacients amb diabetis de tipus 2 i alts nivells de greix en sang van consumir càpsules de gel d'àloe cada dotze hores durant dos mesos i van reduir significativament la glucosa en sang en dejú, l'hemoglobina glicosilada (HbA$_{1c}$, una mesura del control de la glucosa en sang), el colesterol total i el colesterol de lipoproteïnes de baixa densitat (el que pot ser problemàtic) en comparació amb un grup de pacients similar que no va consumir les càpsules.[17] Els fitosterols de l'àloe (compostos que es troben a les parets cel·lulars de la planta) poden proporcionar protecció contra els alts nivells de glucosa en sang. En un estudi, ratolins amb diabetis de tipus 2 van reduir els seus nivells de glucosa en sang entre un 28% i un 64% quan se'ls van administrar aquests fitosterols durant vint-i-vuit dies.[18] D'aquesta manera, el gel d'àloe és un producte natural segur i útil per ajudar l'organisme a reduir els nivells elevats de glucosa en sang i protegir-lo del colesterol alt i altres greixos que poden provocar problemes cardiovasculars.

10. EPILÈPSIA

L'epilèpsia és un trastorn del sistema nerviós central que afecta l'activitat del cervell. Determinats grups de nervis poden enviar un senyal erroni i provocar un atac. Alguns atacs poden passar desapercebuts, mentre que d'altres impliquen contraccions musculars violentes i pèrdua de consciència. És freqüent patir emocions i percepcions alterades o comportaments estranys durant breus períodes. En alguns tipus d'epilèpsia intervé la genètica, que fa que la persona sigui més sensible a determinats desencadenants. Les lesions cerebrals o els traumatismes cranioencefàlics també poden causar-la, però en aproximadament la meitat dels pacients epilèptics no s'ha identificat cap causa coneguda. Els metges solen tractar-la amb medicació per reduir la freqüència i intensitat de les crisis. Aquests fàrmacs comporten una llista d'efectes secundaris que van des de fatiga lleu fins a pensaments i comportaments suïcides greus. En alguns casos està justificada la cirurgia, però aquesta, com sempre, comporta riscos inherents.

L'àloe vera ha demostrat tenir efectes anticonvulsius i antioxidants que poden ser útils per a les persones amb epilèpsia. En un estudi es va administrar a ratolins, als quals es va induir epilèpsia, un extracte de pols de fulla d'àloe vera o un placebo. Els que van rebre l'àloe van tenir convulsions tòniques (rigidesa de les extremitats) i clòniques (sacsejades de les extremitats) significativament més curtes en comparació amb el grup placebo. L'àloe també va reduir els nivells de compostos oxidatius al cervell que causen danys a les cèl·lules i els teixits.[19] L'estrès oxidatiu d'aquest tipus de compostos està implicat en l'inici i la progressió de la malaltia. L'àloe pot interferir amb els medicaments per a l'epilèpsia, per la qual cosa s'ha de consultar un metge abans de prendre'l.

11. ESCLEROSI MÚLTIPLE

L'esclerosi múltiple és una resposta anòmala del sistema immunitari de l'organisme que incideix en la beina protectora que envolta les fibres nervioses del sistema nerviós central, així com en les mateixes fibres nervioses. En danyar-se parts dels nervis, s'interrompen els senyals que viatgen entre el cervell i la medul·la espinal. Encara se'n desconeix la causa, però es creu que hi ha factors ambientals que en desencadenen l'aparició en individus genèticament predisposats. La majoria de les persones reben el diagnòstic entre els vint i els cinquanta anys i és molt més freqüent en dones que en homes. El curs més comú de la malaltia es coneix com a esclerosi múltiple remitent-recurrent. Les recaigudes amb nous símptomes van seguides de períodes de remissió en què desapareixen alguns o tots els símptomes. Molts d'aquests casos evolucionen a esclerosi múltiple secundària progressiva, en la qual s'observa un augment constant dels símptomes amb el pas del temps. Els períodes de remissió continuen sent freqüents. Altres pacients experimenten una progressió dels símptomes sense períodes de remissió. Es tracta de l'esclerosi múltiple primària progressiva. Els símptomes poden variar d'una persona a una altra, però els més comuns són entumiment, pèrdua de visió, visió doble, falta de coordinació, tremolors i dificultat per parlar. No hi ha cura per a l'esclerosi múltiple i els tractaments estan dissenyats per alentir la progressió de la malaltia i controlar-ne els símptomes. Els corticoesteroides són el fàrmac preferit per reduir la inflamació nerviosa. Alguns dels seus efectes secundaris són augment de la tensió arterial, canvis d'humor i insomni.

L'esclerosi múltiple afecta diversos milions de persones a tot el món. L'ús de productes naturals per alentir la progressió de la malaltia beneficiaria els afectats i milloraria la seva qualitat de vida. L'àloe és un producte natural que pot aconseguir-ho. Un estudi recent amb ratolins indica que l'àloe vera, pres set dies abans de l'aparició dels símptomes de l'esclerosi múltiple induïda i continuat durant vint-i-un dies després, va ser capaç de reduir significativament la gravetat de la malaltia i frenar-ne el progrés, en comparació amb els ratolins de control, que no havien rebut l'àloe.[20] Aquesta planta és prometedora com a enfocament alternatiu o complementari per ajudar a alleujar-ne els símptomes neurològics.

12. FETGE GRAS NO ALCOHÒLIC
—

La malaltia del fetge gras no alcohòlic és molt freqüent i es caracteritza per una acumulació de greix a les cèl·lules hepàtiques. Es produeix quan aquestes resulten danyades per una disfunció metabòlica o una resistència a la insulina. Les persones de risc són aquelles que tenen hipertensió, lípids sanguinis elevats, diabetis de tipus 2, tolerància anormal a la glucosa o sobrepès. Es recomana seguir una dieta sana i practicar exercici per controlar millor el pes, la diabetis i la salut cardiovascular.

L'àloe vera pot utilitzar-se per reduir els nivells de greix al fetge. En un estudi, el gel de fulla d'àloe vera administrat a rates diabètiques durant un període de vint-i-un dies va reduir significativament les quantitats de colesterol, triglicèrids, àcids grassos lliures i fosfolípids en el teixit hepàtic.[21] Altres estudis van concloure que els fitosterols de l'àloe són responsables de la disminució de les concentracions de greix al fetge[22] en millorar el metabolisme dels

SALUT

BENESTAR

BELLESA

PLANTES I ANIMALS

CASA I LLAR

àcids grassos.[23] En les persones amb risc de desenvolupar la malaltia, el consum de gel d'àloe vera o de suplements derivats d'aquest pot ser una manera eficaç de controlar els nivells de greix hepàtic.

13. GINGIVITIS
—

La part de la geniva al voltant de la base de les dents pot emmalaltir de gingivitis. En aquests casos, les genives tendeixen a sagnar amb facilitat, s'inflamen i es tornen d'un color entre rosa i vermell; comencen a encongir-se i apareixen càries. La gingivitis es produeix quan es forma una placa endurida, anomenada tosca dental, al voltant de la línia de les genives. La tosca dental és plena de bacteris, que són els que inicien la infecció. La placa es forma de manera contínua a les dents, però es pot eliminar fàcilment mitjançant el raspallat diari i l'ús del fil dental. Si es deixa que s'endureixi i es converteixi en tosca dental, la gingivitis és molt més difícil d'eliminar. Aquesta malaltia és freqüent i els símptomes solen ser lleus, per la qual cosa la majoria de les persones no saben que la pateixen, cas en què és necessària una neteja dental professional, seguida d'una bona rutina d'higiene bucal a casa.

A causa de l'augment de la resistència als antibiòtics, es necessiten noves alternatives de tractament per eliminar els bacteris. Els productes naturals amb compostos antibacterians, com l'àloe, cobreixen aquesta necessitat. Es va dividir en tres grups uns pacients als quals un dentista havia eliminat la placa. No se'ls va permetre raspallar-se les dents durant quatre dies i se'ls va demanar que utilitzessin tan sols un col·lutori bucal. El primer grup es va rentar amb una solució d'àloe vera; el segon, amb clorhexidina (un antibiòtic tòpic), i el tercer, amb aigua salina. Els pacients del primer grup van veure una reducció significativa de la placa, en comparació amb el grup que només havia utilitzat l'aigua salina. L'àloe va ser igual d'eficaç que la clorhexidina.[24] Un altre estudi va demostrar que un dentífric amb àloe vera funcionava tan bé com un altre amb l'agent antibacterià, triclosan, a l'hora de disminuir la placa i millorar els símptomes de la gingivitis.[25] Usar dentífrics o col·lutoris d'àloe pot eliminar eficaçment la placa i permet deixar de banda els productes farmacèutics més habituals.

14. HEMORROIDECTOMIA
—

La intervenció quirúrgica per extirpar les hemorroides es denomina hemorroidectomia. Les hemorroides són venes inflamades al recte i l'anus. Les parets de les venes poden estirar-se i fer que els vasos sanguinis s'engrosseixin. Les internes es troben dins del recte i poden fer que hi hagi presència de sang a les femtes. Aquesta zona té pocs receptors del dolor, per la qual cosa no solen fer mal. En canvi, les externes estan situades en el mateix anus, on hi ha més nervis sensibles al dolor. Sovint fan força mal, sobretot en defecar. Es desenvolupen per una acumulació de pressió a la part inferior del recte que pot afectar el flux sanguini i fer que les venes s'inflamin. Les hemorroides es poden produir quan es fa un esforç en defecar, durant l'embaràs o per obesitat. Són molt freqüents i normalment ocasionen sagnat, picor, dolor i inflamació. Les cremes tòpiques o els supositoris, les compreses fredes i els analgèsics orals ajuden a alleujar-ne els símptomes.

L'àloe vera actua sobre els teixits ferits i pot curar-los. Un estudi sobre els efectes de l'ús d'àloe vera en pacients sotmesos a aquesta intervenció ho corrobora. A aquests pacients se'ls va administrar una crema amb àloe vera o una crema placebo sense àloe vera, perquè se l'apliquessin sobre el teixit ferit. Ho van fer tres vegades al dia durant quatre setmanes. Es va observar que el temps de cicatrització era significativament menor en el grup de la crema d'àloe. La quantitat de dolor postoperatori experimentat pels pacients també va ser menor en el mateix grup, inclòs el que es manifesta després de defecar en les primeres quaranta-vuit hores després de la intervenció. Això explicaria per què aquest grup va utilitzar els analgèsics amb menys freqüència.[26] La recuperació d'una intervenció quirúrgica pot passar factura tant a la salut mental com a la física. Un confort més gran gràcies a la reducció del dolor i un temps de recuperació més curt poden millorar significativament l'estat d'ànim dels pacients; l'àloe proporciona tots dos beneficis.

15. HERPES GENITAL

Moltes persones tenen herpes genital i no ho saben. Es tracta d'una infecció vírica, causada principalment pel virus de l'herpes simple tipus 2 (VHS-2) i, amb menys freqüència, pel virus de l'herpes simple tipus 1 (VHS-1). La infecció es transmet per contacte sexual i és molt contagiosa. Sovint, presenta pocs o cap símptoma. Si n'hi ha, solen ser picor i dolor a la zona genital i úlceres amb aspecte de petits bonys vermells o blancs que poden trencar-se i supurar, per acabar formant crostes. Els brots repetits són freqüents, però els símptomes solen ser més lleus després del brot inicial. No hi ha cura per a l'herpes genital, però el tractament amb medicaments antivirals pot ajudar a curar les llagues més ràpidament i a disminuir la freqüència de les recidives. També poden minimitzar la possibilitat de transmetre el virus a altres persones. Això és especialment important, ja que es pot transmetre en presència o absència de llagues visibles.

Els medicaments per a les berrugues genitals se solen dispensar amb recepta mèdica. Una alternativa de fàcil accés i baix cost és l'àloe vera. En un estudi es va administrar una crema amb un 0,5% d'extracte d'àloe vera a homes amb casos confirmats d'herpes genital. Es van aplicar la crema sobre les lesions tres vegades al dia durant cinc dies. Un altre grup similar va rebre una crema placebo que no contenia àloe. Després de cinc dies, prop del 67% dels pacients del grup que havia fet servir la crema d'àloe va deixar de tenir lesions, mentre que en el grup del placebo menys del 7% dels homes es va curar. Aquest grup tampoc va veure els resultats tan ràpidament: després de dotze dies de mitjana. De tots els pacients que es van curar, només el 14% va mostrar reaparició en els quinze mesos següents.[27] Sens dubte, val la pena provar aquest senzill gel com a mitjà per alleujar els símptomes immediats de l'herpes i controlar la seva reaparició en el futur.

16. HERPES ZÒSTER

L'herpes zòster és una infecció vírica d'una zona nerviosa que causa dolor i una erupció al llarg de la pell on es troba el nervi afectat. Ho provoca el mateix virus que causa la varicel·la. Aquest virus roman latent a la base dels nervis, al costat de la medul·la espinal. L'herpes zòster pot reactivar-se anys després i desplaçar-se pel nervi fins a la pell. Es desconeix la causa per la qual el virus s'activa després d'anys de latència, però es creu que una de les raons és un sistema immunitari deprimit. Normalment, només es veu afectat un nervi en un costat del cos, però de vegades se'n veuen afectats dos o tres pròxims entre si. El tòrax, l'abdomen o la part superior de la cara en són localitzacions freqüents. La zona afectada s'inflama i presenta picor i sensibilitat.

Els símptomes desapareixen generalment entre dues i quatre setmanes després de la seva aparició. Se solen administrar analgèsics, antidepressius i anticonvulsius per alleujar el dolor nerviós, esteroides per reduir la inflamació i antivirals per aturar la propagació del virus.

L'àloe vera pot ajudar a escurçar la durada de la infecció vírica, disminuir la inflamació, reduir el dolor i calmar la picor. Es creu que el virus de la varicel·la zòster, responsable de l'herpes zòster, és susceptible a l'emodina d'àloe, compost antiinflamatori que es troba a les fulles de la planta. Quan es va mesclar, en un estudi, el virus amb emodina d'àloe durant quinze minuts a temperatura corporal (36,5 graus centígrads), se'n va trencar el revestiment exterior i es va aconseguir inactivar.[28] Aquest revestiment és necessari per a la supervivència de les cèl·lules víriques, de manera que puguin continuar infectant cèl·lules sanes. Per aplicar el remei, cal tallar les fulles d'àloe longitudinalment i raspar-ne el gel interior transparent i la saba groguenca, barrejar-los i estendre'ls sobre la pell infectada. La saba conté l'emodina d'àloe que ajuda a limitar la propagació de l'herpes zòster. Junts, la saba i el gel contenen molts altres compostos que redueixen la inflamació, calmen el dolor i la picor i milloren la curació de les lesions cutànies. La combinació de gel i saba es pot aplicar sobre la pell de tres a quatre vegades al dia.

17. INFECCIÓ ESTAFILOCÒCCICA

Hi ha més de trenta tipus d'infeccions bacterianes per estafilococs, però la majoria són causades per l'*Staphylococcus aureus* (*S. aureus*). Aquest bacteri és responsable d'infeccions cutànies, pneumònia, intoxicació alimentària, sèpsia i síndrome de xoc tòxic. Les infeccions cutànies per estafilococs són les més freqüents i solen ser lleus. Tenen aspecte de grans, butllofes o furóncols. Per la seva banda, les infeccions més greus poden mostrar erupcions vermelles i inflamades amb pus o supuració.

Moltes persones són portadores d'aquests bacteris a la pell o al nas sense presentar cap símptoma. Els bacteris penetren en la pell a través de talls o esgarrapades, per la qual cosa és important mantenir netes les ferides i rentar-se les mans amb regularitat. Si els bacteris envaeixen l'organisme i entren al torrent sanguini, poden aparèixer infeccions en nombrosos òrgans i posar en perill la vida. El tractament de les infeccions lleus per estafilococs sol consistir en antibiòtics o el drenatge de les zones infectades. Les infeccions greus requereixen hospitalització. Moltes varietats d'estafilococs s'han tornat resistents als antibiòtics, per la qual cosa es necessiten nous tractaments per continuar lluitant contra aquests bacteris tan presents.

L'àloe vera resulta prometedor com a producte natural alternatiu per combatre aquest tipus d'infeccions. Un extracte d'àloe va inhibir en gran mesura el creixement de l'*S. aureus*.[29] L'alentiment del creixement pot evitar-ne una propagació més alta, fent que la infecció es controli. En concentracions elevades (del 50% al 100%), el gel d'àloe vera va tenir, en un estudi, una activitat antibacteriana contra l'*S. aureus* similar a la dels antibiòtics ciprofloxacina i ofloxacina.[30] Això demostra el seu potencial. Per tant, s'ha de considerar l'àloe com a primera opció de tractament o en combinació amb altres productes per ajudar a recuperar-se de les infeccions per estafilococs.

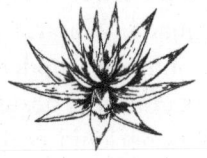

18. INFECCIÓ PER ESCHERÍCHIA COLI

—

L'escheríchia coli (*E. coli*) dona nom a uns bacteris que viuen normalment a l'intestí dels éssers humans i els animals. Molts tipus d'escheríchia coli són inofensius i necessaris per a la salut del tracte digestiu. Tanmateix, diverses espècies són patògenes i provoquen diarrea sanguinolenta, infeccions urinàries, anèmia o insuficiència renal. L'escheríchia coli pot contreure's en entrar en contacte amb persones o animals infectats o en consumir aliments o aigua que continguin el bacteri, el qual pot contaminar la carn durant el seu processat i, si no es cuina almenys a 70 °C, pot sobreviure i infectar el consumidor. De vegades, les vaques transmeten el bacteri a la llet quan l'escheríchia coli els infecta les mamelles. Si la llet no es pasteuritza, el bacteri continuarà vivint i suposarà una amenaça. Fins i tot les fruites i verdures crues poden tenir el bacteri per contacte amb aigua o persones contaminades. Tres o quatre dies després d'entrar en contacte amb l'escheríchia coli, la intoxicació alimentària es fa evident, a mesura que n'apareixen els símptomes, els quals solen remetre per si sols al cap d'una setmana.

No hi ha manera de saber si un aliment conté l'escheríchia coli perquè la seva aparença i olor són normals. La millor manera d'evitar la infecció és la prevenció, per la qual cosa tots els productes s'han de rentar abans de consumir-los i les carns i altres aliments s'han de cuinar a la temperatura adequada. Malgrat aquests esforços, de vegades els bacteris romanen i poden fer-nos emmalaltir. El suc d'àloe protegeix contra el desagradable malestar digestiu que provoca l'escheríchia coli. En un estudi es va administrar a pollets nounats suc d'àloe. Els animals van eliminar la major part d'escheríchia coli de l'intestí i van millorar molt la seva salut digestiva;[31] també es va reduir la propagació d'aquesta infecció bacteriana a altres pollets i als consumidors humans. Els estudis de laboratori que van provar el gel d'àloe vera directament amb el bacteri van determinar que l'àloe és un fort inhibidor de la seva capacitat per multiplicar-se i propagar-se.[32] D'aquesta manera, afegir suc d'àloe a la dieta pot eliminar potencialment l'escheríchia coli nociva del seu sistema i millorar-ne la salut digestiva.

19. LIQUEN PLA

El liquen pla és una reacció de tipus al·lèrgic que afecta sobretot la boca; també pot alterar la pell, l'esòfag i la mucosa vaginal (membrana mucosa que recobreix la cavitat vaginal). Aquesta reacció és relativament freqüent, es dona en aproximadament el 2% de la població, però apareix amb més freqüència en dones més grans de cinquanta anys. Sol manifestar-se com un patró blanc, reticulat, similar a un fil. Aquesta forma lleu apareix sobretot a les galtes i no sol requerir tractament. En altres casos apareix com una espècie de teixit vermell brillant i inflamat a les genives, la llengua i les galtes. Això succeeix perquè es perd la capa superior de la mucosa, cosa que provoca dolor a l'hora de menjar i beure. En els casos greus es poden formar úlceres, que causen dolor i malestar crònics. S'utilitzen corticoesteroides tòpics per reduir la inflamació i mantenir el control dels símptomes de la malaltia.

Els efectes secundaris dels corticoesteroides inclouen cremor, picor, sequedat i irritació del teixit on s'ha aplicat el medicament. De vegades, aquests corticoides s'absorbeixen a través del teixit de les genives i poden provocar arrítmia cardíaca, fatiga, canvis d'humor o visió borrosa. L'àloe vera, en canvi, ofereix una alternativa molt més segura, amb molts menys efectes secundaris i més lleus. S'ha comprovat que l'àloe és gairebé tan eficaç com el corticoesteroide acetònid de triamcinolona per reduir el dolor i la sensació de cremor a la boca d'aquests pacients després de quatre setmanes de tractament. Es va observar una millora clínica i la curació de les seves lesions amb una reducció de la mida.[33] Vuit setmanes de tractament amb àloe vera van demostrar ser més eficaces que l'acetònid de triamcinolona per reduir els signes i símptomes del liquen pla oral.[34] Les dones amb liquen pla vulvar també van trobar alleujament amb l'àloe. El 82% de les pacients van respondre bé després de vuit setmanes d'aplicació de l'àloe en forma de gel, davant només el 5% del grup placebo.[35] En tots aquests estudis, l'àloe va resultar ser segur, ben tolerat i tan eficaç o més que els corticoesteroides.

20. MALALTIA HEPÀTICA ALCOHÒLICA

—

El fetge és l'òrgan intern més gros del cos. S'encarrega de filtrar les toxines del torrent sanguini per evitar que malmetin els teixits. Quan les toxines saturen el fetge, el mateix teixit es veu afectat. El fetge té la capacitat de regenerar-se i produir teixit nou i sa, però quan el dany és excessiu, apareix el que es coneix com a malaltia hepàtica i aquest òrgan deixa de funcionar com caldria que ho fes. Una de les principals causes de la malaltia hepàtica és el consum excessiu i crònic d'alcohol. Quan el fetge està afectat d'aquesta malaltia, tot l'organisme es veu afectat. Els primers símptomes són vagues, però a mesura que avança la malaltia poden manifestar-se inflamació i dolor abdominal, hematomes, fatiga, pèrdua d'apetit, icterícia i una sensibilitat més alta a l'alcohol i les drogues. Un cop confirmat el diagnòstic, s'ha d'eliminar el consum d'alcohol. En les fases inicials, la malaltia es pot revertir, sempre que l'alcohol es deixi per complet de banda. Si la malaltia es troba en fases avançades, el pacient, a més, ha de perdre pes en cas necessari i prendre medicaments per reduir la inflamació. Si se segueixen aquestes recomanacions, se'n pot alentir o aturar la progressió. En canvi, si el dany és massa greu, pot ser necessari un trasplantament de fetge.

El consum d'alcohol és un hàbit social molt popular entre gran part de la població. L'alcohol augmenta els efectes del GABA, un neurotransmissor que envia missatges al cervell i al sistema nerviós i n'alenteix els senyals. El consum excessiu d'alcohol afecta massa aquests senyals i provoca un deteriorament físic i mental. Si això passa ocasionalment, el cos acaba recuperant-se. És per això que es recomana a les dones no prendre més d'una beguda alcohòlica al dia i als homes no més de dues. Si es consumeix en quantitats més elevades, pot començar a veure's afectada la funció hepàtica. Però la veritat és que a moltes persones els resulta difícil respectar aquests límits. Per ajudar a protegir el fetge, l'àloe s'ha de consumir abans de l'alcohol o, en cas que el consum sigui freqüent, diàriament. S'ha descobert que l'àloe vera redueix el dany oxidatiu al fetge de ratolins que ingereixen alcohol de manera crònica: augmenten els nivells d'antioxidants i es redueix la inflamació induïda per l'alcohol.[36] En un altre estudi, l'alcohol va induir danys hepàtics en rates, però les que van ser tractades amb àloe van poder mantenir una estructura hepàtica sana.[37] Aquests estudis amb rosegadors ofereixen esperances en humans i proporcionen certa evidència que l'ús de l'àloe protegeix el fetge en els qui consumeixen alcohol.

21. MALALTIA PER REFLUX GASTROESOFÀGIC (ERGE)
—

L'ERGE, també coneguda com a cremor d'estómac o reflux, es produeix quan l'àcid puja a l'esòfag des de l'estómac, cosa que provoca una sensació de cremor al pit. Els qui la pateixen noten que sol empitjorar després de menjar i a la nit: l'àcid puja més fàcilment per l'esòfag per la posició horitzontal. La majoria de la gent tendeix a pensar que l'acidesa és causada per un excés d'àcid estomacal, però en realitat és molt més freqüent que succeeixi pel contrari. Un nivell baix d'àcid comporta que l'estómac s'hagi d'esforçar més per mirar de descompondre els aliments, per la qual cosa treballa amb més vigor i pot fer que part de l'àcid ascendeixi. Si la vàlvula que separa l'esòfag de l'estómac està debilitada, l'àcid entrarà a l'esòfag i provocarà la sensació de cremor. Sovint es prenen medicaments sense recepta per reduir-ne els efectes o neutralitzar-lo. Aquests medicaments poden causar nàusees, estrenyiment, diarrea, mal de cap i dolor abdominal, que semblen pitjors que la mateixa afecció.

El suc d'àloe vera pot ajudar a reduir-ne els molestos símptomes. En un assaig clínic, es va aleatoritzar pacients amb ERGE perquè rebessin xarop d'àloe vera, omeprazole o ranitidina (medicaments per tractar l'afecció) per tal de determinar com funcionava cadascun d'ells pel que fa a l'acidesa estomacal, la regurgitació alimentària, les flatulències, els eructes, la dificultat per empassar, les nàusees, els vòmits i la regurgitació àcida. Després de quatre setmanes, l'àloe va reduir els símptomes de regurgitació alimentària, dificultat per empassar, nàusees, vòmits i regurgitació àcida en un grau comparable al dels medicaments. L'acidesa, la flatulència i els eructes també es van reduir, però en menor mesura que amb l'omeprazole i la ranitidina.[38] L'àloe és un producte segur i eficaç que proporciona una alternativa natural als medicaments receptats per reduir els símptomes de l'ERGE.

22. MASTITIS

L'obstrucció dels conductes galactòfors per la llet que roman al pit després de la presa poden provocar una inflamació del teixit mamari, una afecció anomenada mastitis. Aquest teixit s'inflama, s'envermelleix, es nota calent o dur al tacte o fa mal. La major part de les vegades només afecta un pit i sol ocórrer durant el primer mes de lactància, tot i que a vegades també pot succeir mesos després. Cal buidar la llet perquè el pit afectat es curi. El nadó ha de ser alletat amb la freqüència més alta i durant el màxim de temps possible. S'han d'aplicar compreses fredes entre les preses per reduir-ne el dolor i la inflamació, així com compreses calentes just abans de donar el pit per estimular el reflex de baixada de la llet. Si cal, es poden prendre analgèsics. Les dones amb mastitis han de descansar i rebre ajuda de familiars i amics. Si aquesta afecció és causada per una infecció, qui la pateix pot experimentar febre, calfreds i fatiga. És probable que sigui necessari acudir al metge.

La mastitis és una de les complicacions més freqüents que afecten la lactància. Fer massatges al teixit mamari malalt pot ajudar a escampar els conductes obstruïts i la congestió. Un tractament encara millor és combinar compreses fredes d'àloe amb el massatge mamari. Les dones que així ho van fer van poder reduir la duresa i el dolor del teixit mamari i augmentar les preses, en comparació amb les dones que només van rebre el massatge o les compreses

SALUT

BENESTAR

BELLESA

PLANTES I ANIMALS

CASA I LLAR

fredes d'àloe.[39] Mentre que el massatge ajuda a escampar els conductes obstruïts, les compreses redueixen la inflamació, l'envermelliment i el dolor. Ambdós tractaments poden alleujar més de pressa les molèsties que la mare sent i permetre-li reprendre l'alimentació regular del seu nadó.

23. MUCOSITIS ORAL

Els tractaments oncològics de quimioteràpia i radioteràpia no només destrueixen les cèl·lules canceroses de divisió ràpida, sinó també les cèl·lules epitelials de divisió ràpida. Aquestes cèl·lules recobreixen el tracte gastrointestinal i inclouen el revestiment de la boca, la gola, l'estómac i els intestins. Quan resulten malmeses, poden ulcerar-se i fer aparèixer llagues, una afecció denominada mucositis. El lloc més freqüent d'aparició és la boca. Fins al 40% dels pacients que reben radioteràpia i quimioteràpia la desenvolupen. A més de les llagues a la boca, les genives poden inflamar-se i adquirir un color vermell brillant. Poden sagnar o traspuar pus. La mucositis és molt dolorosa i en els casos greus pot impedir la deglució per complet, cosa que condueix a desnutrició. La gravetat de l'afecció es classifica de 0 (sense llagues) a 4 (quan resulta impossible menjar a causa del dolor). Una higiene bucal deficient, fumar, beure alcohol, mastegar tabac i certes malalties augmenten el risc de desenvolupar-la.

No s'han trobat tractaments gaire eficaços per a la mucositis oral per quimioteràpia. S'han d'utilitzar productes d'higiene que siguin suaus i segurs per a l'organisme i que no depreimeixin encara més el sistema immunitari. El col·lutori bucal d'àloe vera, utilitzat en un estudi per pacients amb leucèmia sotmesos a quimioteràpia, va reduir significativament el dolor i l'extensió de les llagues bucals provocades per la mucositis oral en comparació amb els pacients que van utilitzar un col·lutori bucal normal. Només 5 mil·lilitres de col·lutori bucal tres vegades al dia durant catorze dies van ser eficaços. Els resultats es començaven a notar al tercer dia.[40] El col·lutori bucal d'àloe vera va ser fins i tot tan eficaç com un col·lutori bucal amb benzidamina, un antiinflamatori i un analgèsic. El col·lapse va reduir la gravetat de la mucositis oral per radioteràpia en pacients amb càncer de cap i coll.[41] Fer neteges bucals amb suc, gel o col·lutori d'àloe vera pot alleujar els pacients amb mucositis oral.

24. SÍNDROME METABÒLICA

La síndrome metabòlica no és cap malaltia, sinó un grup de factors de risc que poden donar-se junts i que, en conjunt, augmenten la possibilitat de patir cardiopaties, accidents cerebrovasculars i diabetis. Hi ha cinc factors de risc: el sobrepès, un nivell elevat de triglicèrids, un nivell baix de colesterol HDL, hipertensió arterial i nivells elevats de sucre en sang en dejú (o resistència a la insulina). Almenys tres d'aquests factors han d'aparèixer perquè al pacient se li diagnostiqui la síndrome metabòlica. Atès que està estretament relacionat amb l'obesitat i la manca d'exercici, els canvis en els hàbits dietètics i físics haurien de reduir significativament tots els factors de risc. Aquests canvis requereixen un compromís amb una vida sana i són la manera més adequada de millorar el funcionament metabòlic de l'organisme. Per ajudar en el procés, els metges poden receptar medicaments que ajudin a controlar la tensió arterial, el colesterol i els nivells de glucosa en sang.

En un estudi, es va administrar aleatòriament un complex de gel d'àloe vera o un placebo a pacients obesos amb prediabetis o diabetis incipient. Cap d'aquests pacients prenia medicació per a la malaltia. Al cap de quatre setmanes, els nivells d'insulina eren considerablement més baixos en el grup que havia pres l'àloe. Després de vuit setmanes, el pes corporal i la massa grassa corporal havien disminuït significativament en el grup de l'àloe, en comparació amb el grup del placebo.[42] L'àloe també pot reduir els nivells alts de colesterol.[43] La planta suposa un remei eficaç i fàcil per controlar els símptomes de la síndrome metabòlica en disminuir alguns dels factors de risc que condueixen a aquesta afecció.

25. TUMORS

—

Les cèl·lules del cos creixen, es divideixen i moren. Les cèl·lules noves substitueixen les velles i així es manté un equilibri. En canvi, les cèl·lules canceroses creixen i es divideixen ràpidament i continuen vivint quan el cicle de vida cel·lular normal hauria d'haver acabat: comencen a desplaçar les cèl·lules sanes, l'equilibri s'altera i poden formar-se tumors. No es coneix la causa exacta del càncer, però es creu que hi intervenen factors genètics i ambientals, com les toxines, l'excés de llum solar, la radiació i els virus. Els símptomes depenen del tipus i la localització del tumor. Els tractaments habituals inclouen quimioteràpia, radioteràpia, cirurgia i medicaments.

Moltes de les toxines del medi ambient són difícils d'evitar, per la qual cosa convé prendre mesures per garantir que l'organisme disposi del necessari per prevenir la formació de tumors. Una mena de compostos protectors són els antioxidants. L'àloe vera conté antioxidants i pot reduir els nivells de compostos oxidatius,[44] que poden provocar danys cel·lulars i comportar potencialment la formació de tumors. L'àloe també conté emodina d'àloe, que es creu que té activitat antitumoral. Quan es va introduir en un estudi emodina d'àloe en cèl·lules de càncer de còlon, es va suprimir la migració de les cèl·lules canceroses i la seva posterior invasió en el teixit sa. L'emodina d'àloe també va ser capaç d'impedir que les cèl·lules tumorals desenvolupessin els seus propis vasos sanguinis, un pas essencial per a la supervivència.[45] L'àloe resulta prometedor com a agent antitumoral i anticancerós i, si se segueix investigant, podria proporcionar una via terapèutica per al tractament del càncer en el futur.

26. ÚLCERES PÈPTIQUES
—

Les úlceres són orificis que es produeixen en el revestiment protector de l'estómac, l'intestí prim o l'esòfag. Poden causar dolor o cremor d'estómac, inflamació, nàusees i intolerància als aliments grassos. Es creu que la causa principal és la infecció per *Helicobacter pylori* (*H. pylori*). L'ús excessiu d'analgèsics, el tabac, l'estrès i el consum de grans quantitats d'alcohol són altres factors que contribueixen a la malaltia. Si l'afecció la produeix l'*H. pylori*, el tractament ha de consistir en antibiòtics que eliminin el bacteri. Sovint es recepten medicaments per neutralitzar, bloquejar o reduir la producció d'àcid estomacal. En qualsevol cas, s'ha de disminuir o eliminar el consum d'analgèsics, tabac i alcohol. Se sap que l'àloe vera té efectes gastroprotectors. S'ha estudiat la seva utilitat amb les úlceres pèptiques i els efectes han estat favorables. Les úlceres pèptiques induïdes en rates mascle provoquen inflamació i danys en el teixit gàstric. Quan se'ls va administrar a aquests animals àloe vera, es van reduir la inflamació i la mida de les úlceres. Les cèl-lules que recobreixen l'estómac van augmentar en nombre, i van formar teixit nou i sa.[46] L'àloe vera també disminueix la producció d'àcid gàstric[47] i pot reduir el dolor d'estómac i l'acidesa, així com millorar els símptomes d'úlcera pèptica causats per l'*H. pylori*. El gel d'una planta d'àloe vera de cinc anys va inhibir el creixement de soques resistents i susceptibles d'*H. pylori*.[48] Aquest gel pot utilitzar-se tot sol per ajudar a alleujar els símptomes de les úlceres o en combinació amb antibiòtics per al tractament de les infeccions estomacals per *H. pylori* que provoquen les úlceres.

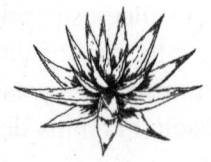

CAPÍTOL 2

BENESTAR

—

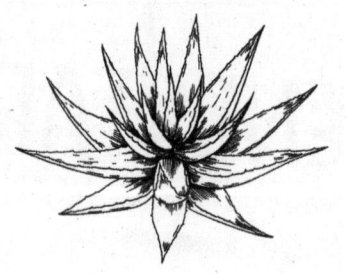

27. ABSORCIÓ DE VITAMINES

Per funcionar de manera òptima, l'organisme necessita quantitats adequades de nutrients, incloses les vitamines. Les deficiències de vitamines poden donar lloc a un rendiment inferior i manifestar-se com a canvis fisiològics o perjudicials en l'organisme. Algunes vitamines importants són la C, la E i la B12. La vitamina C intervé en la formació i el manteniment del col·lagen, protegeix l'organisme dels processos degeneratius, estimula el sistema immunitari i exerceix un paper en la prevenció de les malalties cardíaques. La vitamina E ajuda a combatre els danys causats en els teixits pels radicals lliures procedents de la contaminació, l'exposició a substàncies químiques i els aliments processats. Aquesta vitamina és molt important en la prevenció de malalties cardíaques i s'utilitza habitualment per tractar la pell seca, les cremades o les abrasions i fins i tot per dissipar cicatrius. La vitamina B12 és essencial per al bon funcionament del sistema nerviós i és necessària per a la formació dels glòbuls vermells.

Una dieta inadequada és una de les raons per les quals els nivells de vitamines poden ser baixos; una absorció deficient n'és una altra. A mesura que envellim, l'absorció de vitamines tendeix a disminuir. Això té menys a veure amb l'edat i més amb les malalties i el deteriorament de la funció dels òrgans. Els aliments sans i els suplements dietètics poden no ser suficients. Cal tenir en compte la biodisponibilitat de les vitamines per assegurar-se que el que s'ingereix s'incorpora realment en els teixits corporals i és utilitzat. L'àloe vera pot augmentar l'absorció de les vitamines C, E i B12. Els voluntaris sans que, en un estudi, van ingerir àloe vera juntament amb vitamina C i B12 van tenir augments significatius en els nivells sanguinis d'aquestes vitamines en comparació amb els individus que només van prendre les vitamines.[49] Un altre estudi va mostrar el mateix efecte de l'àloe en l'absorció de la vitamina E.[50] Consumir de 60 a 120 ml de suc d'àloe vera o del gel de la fulla amb cada àpat o en forma de suplement pot ajudar en el procés d'absorció de les vitamines.

28. AFRODISÍAC

El terme *afrodisíac* té el seu origen en la paraula grega *Afrodita*, la deessa grega de l'amor, i al·ludeix a un aliment, beguda o fàrmac que estimula el desig o l'excitació sexual. Al llarg dels segles, s'han utilitzat productes vegetals i animals per augmentar el desig sexual i, alhora, millorar el rendiment i el plaer sexuals. L'afrodisíac natural del nostre organisme són les feromones, substàncies químiques emeses pel cos i l'aroma de les quals atrau inconscientment altres persones desencadenant respostes fisiològiques i de comportament. Poden estimular-se amb aliments i altres agents per augmentar el desig i l'atracció.

A Nigèria, els homes prenen àloe vera per augmentar la seva libido. No sembla un fet casual. Es va realitzar un estudi sobre la capacitat afrodisíaca de l'àloe vera en rates mascle. Se'ls va administrar un extracte d'arrel d'àloe vera, Viagra o aigua destil·lada durant catorze dies. L'àloe va augmentar la testosterona en sang, hormona que millora el desig i el rendiment sexuals. També es va observar un augment significatiu en la freqüència de munta i còpula després d'un dia d'ús, de manera similar a les rates que van prendre Viagra, tot i que en un grau lleugerament menor.[51] Les rates a les quals es va administrar aigua destil·lada no van mostrar cap augment de l'impuls o el rendiment sexuals. Aquests resultats emparen sens dubte l'ús de les arrels d'àloe vera com a afrodisíac en els homes.

BENESTAR

SALUT

BENESTAR

BELLESA

PLANTES I ANIMALS

CASA I LLAR

29. ALVEOLITIS SECA

—

Quan s'extreu una peça dental, es forma un coàgul de sang al lloc perquè la ferida pugui cicatritzar. En un petit percentatge de pacients, el coàgul sanguini es perd, cosa que dona lloc a un alvèol sec. Els nervis subjacents i la mandíbula queden exposats, cosa que provoca dolor i inflamació. Això sol ocórrer uns dies després d'extreure la peça i pot ser causat per bacteris orals, nicotina o fluctuacions hormonals que impedeixen que el coàgul sanguini es formi correctament. El coàgul també pot desaparèixer fent servir una canyeta, escopint o utilitzant un col·lutori bucal agressiu. L'alveolitis seca també es produeix amb més freqüència quan s'extreuen els queixals del seny. El dolor pot ser bastant intens i irradiar-se a altres parts del cap. El mal alè és freqüent, sobretot quan el nombre de bacteris és elevat. Poden ser necessaris analgèsics i antiinflamatoris fins que el dentista pugui irrigar la cavitat per eliminar-ne les restes de menjar i aplicar-hi un apòsit mèdic. En un termini de set a deu dies, creixerà nou teixit sobre la cavitat exposada, amb la qual cosa es restablirà la salut bucal normal.

Si algú creu que pot estar en risc de patir alveolitis seca, ha de parlar amb el seu dentista sobre la possibilitat de prendre mesures addicionals després de l'extracció dental per prevenir aquesta dolorosa afecció. Una d'aquestes mesures és el pegat de SaliCept. Es tracta d'un gel liofilitzat el principi actiu del qual és l'acemannan, derivat del gel interior de les fulles d'àloe vera. Aquest gel liofilitzat ha sigut aprovat per les autoritats sanitàries per al tractament de l'alveolitis seca després d'extraccions dentals. Quan es col·loquen immediatament després de l'extracció, aquests pegats redueixen significativament la incidència de l'alveolitis seca en comparació amb l'ús de l'antibiòtic més habitual de prescripció, la clindamicina.[52]

També s'ha comprovat que l'acemannan és tan eficaç com l'Alvogyl, un analgèsic i antisèptic dental d'ús comú.[53] L'àloe afavoreix la cicatrització de les ferides en estimular el creixement dels teixits. Aquest apòsit protegeix els nervis i la mandíbula exposats, redueix la inflamació i el dolor i manté a ratlla les invasions bacterianes.

30. ALVÈOLS GINGIVALS DESPRÉS DE L'EXTRACCIÓ DENTAL
—

Tot i que les dents haurien de durar tota la vida, hi ha ocasions en què cal extreure'n alguna. Això es pot deure a l'apinyament dental, la malaltia de les genives, la càries o algun traumatisme. Un cop extreta la peça, es forma un coàgul de sang a la cavitat. S'hi col·loca una gasa i el pacient la mossega fins que deixa de sagnar. Si la zona d'extracció és molt gran, com pot ser el cas d'una peça dental retinguda, és a dir, que no ha acabat de sortir del maxil·lar, el dentista pot col·locar-hi uns punts de sutura autodissolubles per tancar les vores de la geniva. En aquesta zona, el teixit de les genives és susceptible d'infecció, per la qual cosa el pacient s'ha de raspallar les dents i usar fil dental per eliminar les partícules de menjar amb cura al voltant del teixit danyat. Al cap d'una o dues setmanes, el dolor hauria de desaparèixer per complet i el teixit gingival, curar-se. Solen receptar-se analgèsics. Es pot aplicar gel a la mandíbula a prop de la zona afectada per reduir-ne la inflamació.

La curació de les ferides a les genives és una preocupació primordial, però el pacient també necessita controlar el dolor i evitar la infecció. Per a això es pot utilitzar l'àloe vera. En un estudi amb quaranta pacients als quals se'ls van extreure peces dentals, se'ls van administrar escumes de gel amarades en àloe vera, que es van aplicar a la zona de l'extracció, o analgèsics, durant set dies. Els del grup tractat amb àloe van tenir una cicatrització significativament millor al cap d'una setmana. El dolor va disminuir de manera considerable al cap de dues hores de l'extracció, tendència que es va mantenir durant tot l'estudi. El control del dolor va ser millor que en el grup que va rebre la medicació convencional.[54] L'àloe també té una coneguda activitat antibacteriana que proporciona protecció contra els patògens i redueix el risc d'infecció, a més de ser un producte natural multifuncional, segur i rendible que es pot utilitzar per alleujar les molèsties de les genives danyades i accelerar la cicatrització de les ferides.

31. BERRUGUES

Les berrugues són petits creixements cutanis causats pel virus del papil·loma humà (VPH). Solen ser de color carn i contenen petits punts negres, que en realitat són vasos sanguinis coagulats. Les mans i els dits són les zones més comunes on apareixen, cosa que no és sorprenent, ja que el virus és contagiós. Si apareixen a les plantes dels peus, es denominen berrugues plantars. La majoria desapareixen per si soles, però poden trigar un o dos anys a fer-ho. Moltes persones se n'avergonyeixen i opten per eliminar-les utilitzant medicaments amb àcid salicílic o recorrent a la congelació o al làser. Aquests tractaments poden causar dolor, butllofes i cicatrius.

Els tractaments sense recepta i administrats pel metge poden ser cars i dolorosos, per no parlar de la seva ineficàcia o lentitud. En canvi, els tractaments casolans fàcils d'aplicar, com l'àloe vera, poden eliminar les berrugues sense dolor. Per a això, es pot utilitzar un trosset de cotó per aplicar generosament gel d'àloe vera sobre la berruga i mantenir-lo fixat al damunt amb un embenat. Per obtenir millors resultats, s'ha de fer al matí i canviar l'embenat a la nit. Depenent de la mida i la ubicació, la berruga hauria de desaparèixer al cap d'una o dues setmanes. Els compostos antivirals de l'àloe contribueixen a destruir la berruga, mentre que altres propietats seves ajuden en el procés de curació.

32. CÀRIES
—

La boca està plena de bacteris. Alguns són útils i d'altres, perjudicials. Els bacteris nocius formen una substància enganxosa i incolora que s'adhereix a les dents i a la vora de les genives: la placa dental, que s'alimenta de sucres i midons, per la qual cosa gairebé tots els àpats la fan créixer. A mesura que els bacteris de la placa dental ingereixen sucres, produeixen àcids. Aquests àcids desmineralitzen la superfície de la dent i extreuen el calci i el fosfat de l'esmalt. La saliva intenta neutralitzar els àcids i aportar els minerals que falten perquè l'esmalt dental pugui remineralitzar-se, però de vegades la desmineralització passa més de pressa que la remineralització i la peça dental comença a deteriorar-se, i crea forats o càries. Les càries són un important problema de salut bucodental i afecten fins al 90% dels infants i la majoria dels adults. L'únic tractament per a les càries és perforar-la i omplir el forat amb resines compostes, porcellana o amalgames.

Un cop iniciada la càries, el procés no té marxa enrere. Per tant, el més recomanable és prevenir-la abans que comenci. Una bona rutina d'higiene bucal és essencial i ha d'incloure l'ús de fil dental i el raspallat dues vegades al dia. La reducció del consum de sucre també ajuda a disminuir la producció d'àcid dels bacteris que causen l'erosió de l'esmalt. El bacteri més comú associat a les càries dentals, l'*Streptococcus mutans*, és sensible a l'àloe vera. En un estudi, el gel i la saba sense diluir extrets de fulles fresques d'àloe van inhibir significativament el creixement de l'*Streptococcus mutans* en interferir en els processos metabòlics del bacteri. L'àloe també va ser eficaç contra altres bacteris bucals comuns implicats en la càries i les malalties de les genives.[55] Els col·lutoris bucals amb àloe fresc poden utilitzar-se com a antisèptic per ajudar a prevenir les infeccions bucals i les càries.

COL·LUTORI BUCAL D'ÀLOE VERA

- ¼ de got de gel fresc d'àloe vera
- ½ got d'aigua purificada
- 1 culleradeta de bicarbonat sòdic
- 4 gotes d'oli essencial de menta

1. Talla una fulla d'àloe longitudinalment. Raspa'n el gel i la saba d'ambdues meitats. Utilitza tantes fulles com sigui necessari per obtenir aproximadament ¼ de got.
2. Afegeix-hi l'aigua, el bicarbonat i l'oli essencial. Remou-ho fins a barrejar bé.
3. Glopeja'n 1 o 2 cullerades soperes durant 30 segons, matí i nit. Escup després de glopejar-ho.
4. Guarda-ho en un pot de vidre net a la nevera.

33. CONGELACIÓ

La pell exposada a temperatures sota zero i els teixits subjacents poden patir congelació. Aquest tipus de lesió afecta amb més freqüència els dits de les mans i els peus, el nas, les orelles i les galtes, tot i que altres zones del cos també poden patir-la si no tenen la protecció necessària. Quan la pell es refreda molt, els vasos sanguinis es contreuen i l'oxigen es desvia de les extremitats als òrgans vitals. Aquesta falta de subministrament d'oxigen i sang a la pell danya el teixit. La formació de cristalls de gel a les cèl·lules i els vasos sanguinis genera més lesions, que depenen del grau de congelació. La congelació superficial afecta una o dues capes externes de la pell. La pèrdua de teixit sol ser escassa o nul·la i la lesió es pot curar. La congelació profunda afecta les dues primeres capes de la pell, així com el teixit gras subjacent o fins i tot els músculs, tendons i ossos situats per sota de la capa de greix. En aquests casos hi sol haver pèrdua de teixit. Amb la congelació, la pell se sent freda i tibant, la qual cosa pot evolucionar fins a tenir un aspecte blanquinós i una sensació d'entumiment. En els casos més greus, la pell es torna blanca, blava o de color vermell fosc i apareixen butllofes. Amb el temps, la pell més malmesa pot formar crostes i ennegrir-se.

Per tractar-la, la persona que pateix congelació s'ha de resguardar del fred, posar-se roba eixuta i calenta i protegir la pell congelada del frec i la pressió. Les víctimes s'han de rehidratar amb begudes calentes i començar a reescalfar l'àrea més afectada al més aviat possible. La pell es descongelarà lentament per si sola, llevat que altres problemes mèdics requereixin un reescalfament ràpid, cosa que es pot fer amb aigua calenta a la temperatura corporal durant uns trenta minuts. És probable que durant aquest temps es necessiti medicació antiinflamatòria i analgèsica. El tractament en casos de congelació profunda ha d'anar a càrrec de professionals mèdics. Les congelacions superficials solen resoldre's per si soles, però, si persisteixen, cal acudir al metge. Es pot aplicar gel pur d'àloe vera directament sobre la pell congelada dues vegades al dia fins que es curi. L'àloe millora la circulació sanguínia, afavoreix l'eixamplament dels vasos constrets i porta l'oxigen que tant necessiten les cèl·lules per a la seva reparació. A les orelles congelades de conills tractats amb crema d'àloe vera o pentoxifil·lina —un fàrmac que facilita la circulació de la sang— es va observar que l'àloe vera millorava la supervivència dels teixits millor que la pentoxifil·lina. Ambdós tractaments van resultar molt millors que l'absència d'intervenció.[56] L'àloe també és antiinflamatori i pot ajudar a reduir la inflamació, l'envermelliment i el dolor dels teixits.

34. CREMADES CUTÀNIES

Una cremada produeix danys a la pell i possiblement en els teixits subjacents, ja sigui a causa de la llum solar, la calor, alguns productes químics, l'electricitat o la radiació. Hi ha tres tipus de cremades. Les de primer grau afecten la capa externa de la pell i causen inflamació, envermelliment i dolor lleus. Les de segon grau malmeten la capa externa de la pell i la subjacent; les caracteritzen les butllofes, l'envermelliment i el dolor. Les cremades de tercer grau són les més greus i malmeten la capa més profunda del teixit cutani. Tenen un aspecte blanc i elàstic. El tractament de les primeres consisteix a netejar la ferida, aplicar-hi crema antibiòtica i prendre analgèsics. En canvi, les més greus han de ser tractades per un professional mèdic.

Les cremades de primer i segon grau poden beneficiar-se de l'àloe vera aplicat diàriament en forma de gel. Els compostos antibacterians i antiinflamatoris del gel ajuden a prevenir la infecció i reduir l'envermelliment, i l'àloe ajuda a curar les cremades de la pell uns nou dies més ràpid que les ferides per cremades no tractades.[57] Les cremades a les quals s'aplica l'àloe es curen més de pressa i amb menys dolor fins i tot que les tractades amb crema de sulfadiazina de plata, un antibiòtic tòpic utilitzat habitualment per prevenir i tractar infeccions en el teixit cremat.[58] No només funciona millor, sinó que l'àloe comporta una despesa molt menor. Una planta d'àloe vera a casa o al jardí garanteix un subministrament fresc, constant i barat d'un gel eficaç per a les cremades cutànies que proporcionarà un alleujament molt ràpid.

35. CREMADES SOLARS
—

Exposar-se molt de temps al sol sense protecció solar pot provocar cremades a la pell. Els raigs ultraviolats penetren en la pell i augmenten el ritme de producció de melanina, la manera que té el cos de protegir la pell dels efectes nocius del sol. Però, quan l'exposició és massa prolongada o els raigs massa intensos, la melanina no és suficient i la pell es crema; aleshores s'envermelleix, fa mal i s'inflama, es nota calenta al tacte i pot formar petites butllofes plenes de líquid.

Els llums per bronzejar poden cremar la pell de la mateixa manera que ho fa el sol. Fins i tot els raigs solars que es reflecteixen a la superfície de l'aigua, la sorra, el gel i la neu poden provocar cremades. Sorprenentment, en els dies ennuvolats es pot arribar a rebre el 80% dels raigs ultraviolats del sol, per la qual cosa també aleshores cal tenir precaució a l'hora de realitzar activitats a l'aire lliure. La pell cremada pel sol comença a curar-se per si sola al cap de pocs dies. Sovint s'utilitzen analgèsics i corticoesteroides (medicaments similars a la cortisona que s'empren per alleujar el dolor i controlar la picor).

Abans d'exposar-te al sol, pots aplicar-te gel d'àloe vera pur sobre les zones que no hagin de quedar ocultes. L'àloe ajuda a prevenir els danys solars provocats pels raigs UVA, que penetren en les capes més profundes de la pell i causen danys tant cutanis com en l'ADN. En estudis de laboratori, l'àloe vera afegit a una solució que contenia cèl·lules de pell humana adulta exposades a raigs UVA va mostrar menys dany que solucions cel·lulars similars sense àloe. La protecció es va produir pel manteniment de les membranes cel·lulars, que d'una altra manera haurien patit danys —i, sovint, la mort— a causa dels raigs UVA.[59] Si la pell ja està cremada pel sol, l'àloe seguirà sent d'ajuda. El dany ja està fet, però l'àloe conté compostos que acceleren la producció de col·lagen[60] i poden accelerar el creixement de teixit nou i sa per reemplaçar la pell cremada, plena de butllofes i que s'està pelant. Atès que la planta s'ha d'utilitzar en tota la seva potència per obtenir-ne la màxima eficàcia, el gel no s'ha de diluir amb aigua ni amb cap altra substància. Un efecte refrescant immediat proporciona un alleujament instantani, juntament amb la disminució de la inflamació i l'aportació d'humitat. L'àloe s'ha d'aplicar diverses vegades al dia fins que deixi de ser necessari.

36. CURACIÓ DE FERIDES
—

Tots podem patir ferides a la pell. Ja sigui en un dit tallant pastanagues o pelant-nos el genoll en caure damunt un terra de grava; els talls i les rascades esgarrapen el teixit cutani i solen provocar hemorràgies. Si la ferida és profunda, sagna molt o té un objecte incrustat, la persona ha de buscar atenció mèdica. No obstant això, si és lleu, es pot tractar a casa. Un cop rentades les mans amb aigua i sabó, s'ha de netejar el tall o la rascada abocant-hi aigua freda i neta per eliminar-ne la brutícia i les restes. Després de rentar la zona amb aigua i sabó, s'hi ha d'aplicar una pomada antibiòtica.

L'àloe vera té compostos antibacterians que ajuden a prevenir infeccions. També accelera la cicatrització de les ferides i pot disminuir el dolor, reduint la dependència dels medicaments. En un estudi, els pacients que s'aplicaven crema d'àloe vera tres vegades al dia a la zona de la ferida quirúrgica després d'una operació d'hemorroides presentaven una cicatrització significativament més gran al cap de dues setmanes que els pacients que utilitzaven una crema placebo. Els pacients del grup de l'àloe també van necessitar menys analgèsics per mitigar el dolor durant aquest temps.[61] Diversos estudis amb rates ofereixen més informació sobre els beneficis de l'àloe en la cicatrització. L'àloe és més eficaç que la crema de sulfadiazina, un antibiòtic utilitzat per prevenir infeccions, i que la crema d'hormona tiroidal, coneguda per accelerar la cicatrització de ferides. L'àloe va ser més eficaç a l'hora d'augmentar la formació de teixit sobre la ferida i promoure el desenvolupament de nous vasos sanguinis.[62] Aquests processos són necessaris per tancar la ferida amb teixit cutani sa i viable. L'àloe també redueix en gran mesura la inflamació i la formació de pus en les ferides, quelcom habitual en les rates no tractades.[63] El gel es pot aplicar tòpicament sobre la zona lesionada diverses vegades al dia i deixar-se assecar. Per a ferides més profundes, l'àloe s'ha d'aplicar sobre un apòsit abans de cobrir l'àrea.

37. DENTS SANES
—

El somriure és una de les primeres imatges que una persona percep d'una altra. Unes dents fortes i sanes són atractives i poden fer que un somriure sigui radiant. Les dents de llet solen estar perfectament col·locades i ser d'un blanc brillant. Tant de bo les nostres dents definitives fossin així. Al principi són fortes, amb molt esmalt, la capa que cobreix la superfície exterior i protegeix la dentina (el teixit dens i ossi que forma la major part de la dent) i la cavitat pulpar, que alberga els nervis i vasos sanguinis. A mesura que envellim, l'esmalt s'erosiona per l'exposició a aliments àcids, però també es pot deure a la sequedat bucal i a l'escassa quantitat de saliva. A mesura que l'esmalt es desgasta, les dents es poden tornar sensibles, decolorar-se i trencar-se. I, el que és més important, es poden tornar més susceptibles a la càries. Això degrada la integritat de l'esmalt i la dentina, debilitant-los fins al punt d'haver de tractar la zona infectada per salvar la peça.

La millor manera de tenir unes dents fortes tota la vida és cuidar-les de manera regular. Cal raspallar-les dues vegades al dia i fer servir fil dental, així com evitar un excés d'aliments àcids. El gel d'àloe vera té efectes positius en la salut de les dents. Un dels compostos que es troben a la planta, l'acemannan, es va utilitzar en un estudi per tractar les cèl·lules de la polpa dental humana.[64] Aquestes cèl·lules exerceixen un paper en el desenvolupament del teixit de l'esmalt.[65] L'acemannan va fomentar la formació de dentina a partir de les cèl·lules de la polpa dental, així com la mineralització.[66] Per protegir les dents després de l'erosió de l'esmalt, s'ha d'esbandir la boca cada dia amb gel d'àloe vera com a part de la rutina d'higiene bucal. L'àloe pot ajudar a protegir les dents i prolongar-ne la salut al llarg de tota la vida.

38. DEPRESSIÓ

La depressió és un trastorn de l'estat d'ànim que provoca una profunda tristesa i una pèrdua d'interès per fer activitats. Aquest trastorn afecta la manera de sentir, pensar i comportar-se d'una persona i pot causar no només problemes emocionals, sinó manifestar-se també en el pla físic. La depressió clínica pot ocórrer una vegada en la vida d'una persona o repetir-se diverses vegades. Aquest sentiment de tristesa de vegades causa insomni, pèrdua d'apetit, falta de concentració, fatiga, pensaments suïcides; i símptomes físics, com mals d'esquena i de cap. Els canvis en els nivells hormonals de l'organisme poden causar o desencadenar la depressió. Es creu que una transformació en el funcionament de les substàncies químiques del cervell i el seu efecte en el manteniment d'estats d'ànim estables hi exerceixen un paper important. Sovint es prescriu assessorament psicològic i medicaments antidepressius. Els antidepressius poden causar una àmplia gamma d'efectes secundaris, com nàusees, insomni, visió borrosa, augment de pes, fatiga i disfunció sexual.

La dieta pot influir en el comportament i, per la seva banda, els aliments o la combinació de nutrients adequats poden combatre determinats trastorns, com la depressió. L'àloe vera alleuja la depressió en ratolins[67] i també potencia l'aprenentatge i millora la memòria, capacitats que se solen veure afectades amb la depressió. D'altra banda, les afeccions mèdiques, com la diabetis, poden empitjorar-ne els símptomes, augmentar l'ansietat i provocar canvis d'humor. Durant vuit setmanes es va administrar a rates diabètiques gel d'àloe vera per via oral, cosa que va reduir la depressió i l'ansietat i va augmentar la memòria, en comparació amb les rates diabètiques no tractades amb àloe.[68]

BENESTAR

SALUT

BENESTAR

BELLESA

PLANTES I ANIMALS

CASA I LLAR

Aquesta planta resulta prometedora com a teràpia natural per contribuir a alleujar els símptomes de la depressió.

39. DERMATITIS DEL BOLQUER
—

La dermatitis del bolquer és una afecció freqüent en els nadons que provoca que el culet se'ls irriti, adquireixi un color vermellós i els faci mal. El frec repetit d'un bolquer brut contra la seva pell delicada provoca de vegades aquesta erupció. Per evitar-ho, els bolquers s'han de canviar immediatament després de cada deposició. Els al·lèrgens de les tovalloletes, locions i detergents per a nadons poden agreujar la pell sensible. Si se sospita que la dermatitis del bolquer es pot deure a algun d'aquests factors, cal analitzar-los i plantejar-los com a possibles causants. La dermatitis del bolquer també pot ser causada per una infecció fúngica o bacteriana. La naturalesa impermeable dels bolquers manté el culet del nadó calent i humit. Això, combinat amb un canvi en el pH a causa de l'orina, crea un entorn perfecte per al creixement de microbis. La *Candida albicans* n'és una de les principals responsables.

Cal canviar els bolquers amb freqüència, netejar el culet del nadó amb aigua i sabó suau i eixugar la zona per complet. Es poden aplicar cremes i pomades sobre la pell per crear una barrera d'humitat que eviti futures irritacions. Per alleujar una dermatitis del bolquer persistent o rebel, es pot afegir gel d'àloe vera a les cremes o utilitzar-lo directament sobre la pell envermellida i inflamada. El gel millora la dermatitis del bolquer, tant en termes de gravetat com de mida de l'erupció.[69] Si l'erupció fos causada per *Candida albicans*, les propietats antifúngiques de l'àloe[70] serien eficaces per destruir la font de l'erupció. Les propietats antifúngiques estimulen la cicatrització de les ferides i redueixen la inflamació, la qual cosa permet que la pell sensible es curi a poc a poc.

40. DESINFECTANT DE MANS

Els desinfectants de mans són productes de neteja a base d'alcohol que es promocionen com una forma eficaç d'higiene de mans en absència d'aigua i sabó. Quan es frega a la pell una petita quantitat de desinfectant i es deixa eixugar, s'elimina el greix de la superfície i, presumiblement amb ella, qualsevol bacteri. La majoria de les empreses afirmen que els seus productes maten el 99,9% dels gèrmens, tot i que aquestes xifres s'obtenen d'estudis sobre superfícies inertes, no sobre la de les mans. Els organismes especialitzats recomanen rentar-se les mans amb aigua i sabó com la millor manera d'eliminar els microbis en la majoria de les situacions, però els desinfectants a base d'alcohol poden utilitzar-se com a alternativa en absència de qualsevol altra.

No sempre és possible rentar-se les mans amb aigua i sabó. Es pot fer un desinfectant casolà amb àloe vera per portar-lo a la bossa de mà, la motxilla o el cotxe. L'àloe té propietats antibacterianes, antivirals i antifúngiques que poden atacar els patògens de les mans i reduir-ne el nombre. A més, l'àloe és hidratant i no elimina per complet el greix, com passa amb els desinfectants a base d'alcohol.

DESINFECTANT DE MANS D'ÀLOE VERA
- ½ got de gel pur d'àloe vera
- ¼ de got d'hamamelis sense alcohol
- ¼ de culleradeta d'oli de vitamina E
- 10 gotes d'oli essencial de lavanda
- 10 gotes d'oli essencial d'arbre del te

- 10 gotes d'un altre oli essencial (llimona, eucaliptus, canyella, clau o gerani)

1. Barreja tots els ingredients en un bol.
2. Passa la barreja a un petit polvoritzador de vidre. Aplica segons sigui necessari.

41. ÈCZEMA

L'èczema és un grup de malalties que provoquen picor i inflamació de la pell. Sol anar acompanyat d'asma o febre del fenc i és freqüent en els lactants (fins a un 20%), tot i que la majoria el supera en complir els deu anys. Tot i això, l'èczema també afecta un 3% dels nens i adults, que el pateixen de manera intermitent al llarg de la seva vida. Durant un brot, la pell pica, s'engrosseix, s'asseca i s'escama; es pot tornar vermella o marró en veure-se'n afectada la pigmentació. Hi ha molts factors desencadenants, com el fet de gratar-se, les dutxes calentes, l'estrès, la roba o els al·lèrgens. Gairebé totes les persones amb èczema tenen bacteris *Staphylococcus aureus* a la pell, que es multipliquen ràpidament si penetren la superfície. Si això passa, els símptomes empitjoren. Les cremes i els fàrmacs orals per controlar la picor i la inflamació ajuden a controlar-ne els símptomes, i els antibiòtics poden contribuir a eliminar una infecció.

Tot i que els corticoesteroides (medicaments similars a la cortisona que s'utilitzen per proporcionar alleujament) solen ser eficaços per reduir l'envermelliment, la picor i la inflamació associats a l'èczema, també en poden agreujar els símptomes. Algunes persones també poden experimentar canvis en el color de la pell, acne, hematomes o l'aparició de protuberàncies vermelles o blanques. D'altra banda, l'àloe vera s'utilitza com a alternativa segura als corticoesteroides per al tractament de l'èczema crònic. En un estudi, deu dies de tractament amb gel d'àloe vera van inhibir la inflamació de la pell i van reduir els nivells dels IgE, anticossos produïts pel sistema immunitari en resposta als al·lèrgens.[71] L'èczema greu s'associa a nivells elevats d'IgE i augmenta el risc de desenvolupar al·lèrgies alimentàries i a partícules presents en l'aire.[72] En els casos més greus, el gel d'àloe vera pot utilitzar-se juntament amb altres tractaments recomanats per un dermatòleg. Les persones amb casos més lleus poden provar d'utilitzar primer el gel d'àloe vera sol, abans de recórrer a medicaments. El gel es pot fer servir directament sobre la pell, però primer s'ha d'aplicar en una petita zona per assegurar-se que no es produeix cap reacció al·lèrgica. Les persones amb èczema són més propenses a la sensibilitat cutània.

42. FISSURES ANALS
—

Una fissura anal és un petit esquinç en el teixit que recobreix l'anus. Les causes més comunes són l'esforç per evacuar, el restrenyiment crònic, la diarrea prolongada, el part i el sexe anal. Les fissures poden ser doloroses, especialment durant la defecació i just després. Poden manifestar-se amb la presència de sang vermella brillant a les femtes o al paper higiènic i la zona pot picar i cremar. Altres símptomes són clivelles visibles a la pell o petits bonys a prop de l'anus. Si les fissures han estat un problema durant molt de temps, hi pot haver inflamació i teixit cicatricial.

Afegir més fibra a la dieta i assegurar una hidratació adequada produirà femtes més toves que seran més fàcils d'evacuar. L'exercici pot afavorir les deposicions regulars, que no han de requerir esforç per evacuar. Les cremes anestèsiques tòpiques poden alleujar el dolor temporalment.

Les fissures anals que no cicatritzin poden requerir cirurgia per reduir els espasmes i el dolor. Per evitar els medicaments i la cirurgia, es pot utilitzar crema d'àloe vera. Aplicada a les fissures anals dels pacients d'un estudi tres vegades al dia durant sis setmanes, va produir resultats positius. Després de només una setmana, el dolor crònic va disminuir significativament i va continuar fent-ho fins a la cinquena setmana, moment en què el dolor va deixar de ser un problema. Els teixits també van començar a cicatritzar i les ferides eren menys greus. Al final de l'estudi, després de sis setmanes, el 71% dels pacients va veure reduït el sagnat en defecar.[74] L'aplicació d'àloe a casa és un mètode fàcil i discret per reduir els símptomes de les fissures anals i proporcionar alleujament del dolor, el sagnat, la inflamació i la picor.

43. GRIP

La grip estacional és una malaltia respiratòria causada pels virus A i B de la grip. És contagiosa i una persona pot infectar-se'n en tocar una superfície contaminada amb el virus i transferir-lo a la boca o el nas. Quan això passa, el virus s'allotja a la mucosa i comença a replicar-se. Les persones contaminades que tussen o esternuden fan que el virus es transmeti per l'aire. La simple inhalació d'aquest aire pot iniciar una nova infecció. Els símptomes —febre, mal de gola, secreció o congestió nasal, tos, fatiga, dolors musculars i mals de cap— poden ser lleus o greus i, en alguns casos, mortals. En el seu inici (dins de les primeres quaranta-vuit hores després que apareguin els símptomes), es poden prendre medicaments antivirals per escurçar la durada de la malaltia en un o dos dies i disminuir la gravetat dels símptomes.

Cada any, moltes persones opten per vacunar-se contra la grip per prevenir la de tipus estacional. No obstant això, la vacuna no garanteix que els vacunats no emmalalteixin. Si algú contreu la grip i no vol prendre medicaments antivirals a causa dels possibles efectes secundaris (nàusees, vòmits, diarrea i mals de cap), pot prendre àloe vera per ajudar a reduir els símptomes i la durada de la malaltia. Quan es van exposar diverses soques de virus de la grip a l'emodina d'àloe, un compost de l'àloe vera, van perdre la seva capacitat de danyar les cèl·lules sanes i replicar-se.[75] Aquestes mesures poden ajudar a controlar la infecció gripal i reduir-ne els símptomes. L'àloe també té la capacitat de potenciar la resposta immunitària secundària, que produeix anticossos contra partícules estranyes, com és el cas del virus de la grip.[76] Això garanteix que totes les trobades posteriors amb el mateix virus no causin una altra infecció.

44. HEMATOMES

Sovint, els hematomes apareixen després de successos que passen desapercebuts, com xocar contra la pota d'un llit o colpejar-se el maluc amb el marbre de la cuina. D'altres es produeixen per practicar exercici, per trastorns hemorràgics o després de prendre medicaments anticoagulants. Les persones grans són més propenses a patir-los perquè tenen una pell més fina, la qual dona menys suport als vasos sanguinis que hi ha a sota. Quan la pell es lesiona, es malmeten les cèl·lules sanguínies que té a sota. Es perd sang, que s'acumula sota la superfície de la pell, donant lloc a una marca negra o blava sensible i de vegades dolorosa. L'hematoma comença a curar-se, es torna groc o verd i acaba desapareixent a mesura que es reabsorbeix la sang. La combinació de gel i calor es pot aplicar a l'hematoma per reduir la inflamació i millorar la circulació a la zona.

L'àloe vera pot utilitzar-se per tractar els hematomes. L'aplicació tòpica pot reduir la inflamació, la sensibilitat i el dolor. L'àloe augmenta la circulació sanguínia en el teixit danyat i accelera la curació en facilitar la desaparició de la sang vella i aportar els nutrients necessaris per a la reparació. Això afavoreix el desenvolupament dels nous vasos sanguinis necessaris per substituir els danyats. El gel de les fulles fresques d'àloe es pot utilitzar directament sobre el teixit masegat. Si no se'n disposa, el gel d'àloe vera pur adquirit a internet o en botigues també funcionarà. S'ha d'aplicar diverses vegades al dia, segons sigui necessari, fins que l'hematoma hagi desaparegut i la zona ja no estigui sensible.

45. HERPES LABIAL

L'herpes labial és una infecció pel virus de l'herpes simple (VHS-1) que afecta la pell dels llavis. Les úlceres plenes de líquid es desenvolupen als llavis i al seu voltant i acaben trencant-se i degotant un líquid clar, que després forma una crosta. Els herpes labials tendeixen a agrupar-se en clapes i són vermells, estan inflats i fan mal; poden anar acompanyats de febre i inflamació dels ganglis del coll. Alguns només duren uns dies, mentre que d'altres tarden setmanes a desaparèixer.

El VHS-1 és contagiós i pot penetrar en la pell a través de qualsevol esgarrapada o petit tall. Es pot contagiar tocant-se la zona o compartint gots, coberts, raspalls de dents o maquinetes d'afaitar. Un cop contret, el virus no desapareixerà. No sempre se sap per què es produeix un brot, però es creu que l'estrès i un sistema immunitari deprimit en són factors desencadenants. Les cremes, pomades o pastilles antivirals poden reduir-ne els símptomes, però normalment només fan desaparèixer les llagues un o dos dies abans que sense tractament.

No obstant això, aquests pocs dies poden ser extremament importants per a les persones durant un brot. Les úlceres no només causen dolor, sinó també vergonya. La sensació inicial de formigueig associada a un brot imminent pot fer que una persona tracti de manera urgent d'aconseguir la medicació o fins i tot eviti que la vegin fins que l'herpes labial hagi desaparegut. S'han investigat les propietats antivirals i antiinflamatòries de l'àloe vera per determinar-ne l'ús com a tractament tòpic de l'herpes labial. Es van infectar cèl·lules amb el VHS-1. Després de només una hora d'exposició al gel d'àloe vera, es va inhibir el creixement del virus.[77] L'ús de l'àloe directament sobre la pell durant les primeres fases d'un brot o la barreja d'àloe amb oli de coco, un altre antiviral natural que actua inhibint l'herpes labial, pot ser una forma eficaç de limitar el creixement viral i disminuir l'extensió i durada del brot del VHS-1.

46. HEURA METZINOSA
—

Un afortunat 15% de la població no és al·lèrgica a l'heura metzinosa (*Toxicodendron radicans*). Això significa que el 85% restant ha d'extremar les precaucions quan es trobi a l'aire lliure en zones on proliferen aquestes plantes. Una resina oliosa anomenada urushiol entra en contacte amb la pell si es freguen les fulles, les tiges o les arrels de la planta. L'urushiol també es pot transferir en tocar animals domèstics, eines de jardineria, roba o altres objectes que hagin estat en contacte amb la planta. La resina penetra ràpidament en la pell i els símptomes apareixen en un termini de 12 a 72 hores. És freqüent l'envermelliment de la pell, la picor, la inflamació i les butllofes, que poden supurar i formar crostes, que duren entre una i tres setmanes. L'erupció no és contagiosa, però l'urushiol pot transmetre's d'una persona a una altra. La pell afectada s'ha de rentar amb sabó suau i aigua tèbia per eliminar-ne la resina. La gravetat de la infecció es pot reduir o fins i tot evitar si es retira la resina abans que penetri en la pell. Els efectes de l'heura metzinosa solen desaparèixer per si sols, però, si és greu o s'inicia una infecció, el metge ha de prescriure corticoesteroides i antibiòtics.

Una erupció sempre és temptadora de ser gratada, sobretot si pica tant com la de l'heura metzinosa. Per calmar la pell i proporcionar alleujament, es pot aplicar gel d'àloe vera directament sobre la zona afectada. Es pot fer amb un depressor lingual, un palet de gelat o una cullera que es pugui tirar o rentar al rentaplats. Això evitarà la propagació de l'erupció a qualsevol altra part del cos o a una altra persona. L'àloe en reduirà la inflamació, l'envermelliment, el dolor i la picor, evitarà que la infecció es desenvolupi a les llagues obertes i accelerarà la curació del teixit cutani malmès. El gel d'àloe vera pot aplicar-se en la seva forma natural, directament de la planta, o diluït en aigua, amb un polvoritzador.

ÀLOE VERA CONTRA L'HEURA METZINOSA (PER A AEROSOL)

1. Planta d'àloe vera
2. Aigua
3. Talla una fulla d'àloe al llarg. Raspa'n el gel interior amb una cullera.
4. Repeteix el procediment amb una altra fulla, si cal, fins a recollir mig got de gel.
5. Posa el gel en una liquadora i afegeix-hi mig got d'aigua purificada. Liqua la barreja.
6. Posa el gel d'àloe diluït en un polvoritzador. Utilitza generosament, segons sigui necessari.

47. INSUFICIÈNCIA TIROIDAL LLEU
—

La tiroide és una glàndula amb forma de papallona situada a prop de la base de la gola, just a sota de la nou del coll. Produeix hormones que regulen el creixement i el desenvolupament de l'organisme, la qual cosa inclou la temperatura corporal, la força, el pes i l'estat d'ànim; expressat en poques paraules, aquestes hormones controlen la forma en què s'utilitza l'energia en l'organisme. Si la tiroide no produeix prou quantitat de determinades hormones, principalment la triiodotironina (T3) i la tiroxina (T4), no pot mantenir un control estricte de les seves nombroses funcions. Això pot donar lloc a una llarga llista de símptomes, com fatiga, augment de pes, intolerància al fred, debilitat muscular, disminució del ritme cardíac, rostre inflat i depressió. De vegades, la disfunció tiroidal és lleu, com en el cas de l'hipotiroïdisme subclínic. En aquests casos, els nivells de l'hormona tiroidal poden ser normals, però el d'una altra hormona important anomenada hormona estimulant de la tiroide (tirotropina) és elevat. Aquesta hormona la produeix la hipòfisi i la seva producció depèn dels nivells de T3 i T4. Quan aquests nivells són baixos (com en els casos d'hipotiroïdisme), se segrega més tirotropina per estimular la tiroide a produir més T3 i T4. Les persones amb insuficiència tiroidal lleu poden necessitar tractament amb l'hormona levotiroxina. Aquesta medicació pot provocar la caiguda temporal dels cabells. No s'ha d'abusar d'aquesta hormona, ja que pot provocar arrítmia cardíaca, canvis d'humor i dificultat per respirar, entre altres possibles efectes secundaris.

BENESTAR

SALUT

BENESTAR

BELLESA

PLANTES I ANIMALS

CASA I LLAR

Cada any, només un baix percentatge de pacients amb insuficiència tiroidal lleu evoluciona a hipotiroïdisme. Si no es corregeix amb medicació (i moltes vegades els riscos superen els beneficis), la tiroide no funciona a ple rendiment i l'organisme se'n ressent. L'àloe vera s'ha estudiat com a producte potencial per millorar la funció tiroidal en aquesta població de pacients. Trenta dones amb hipotiroïdisme subclínic que no rebien tractament amb levotiroxina van prendre suc d'àloe vera cada dia durant nou mesos. Els nivells de tirotropina van disminuir significativament, igual que els anticossos de peroxidasa tiroidal, que ataquen les cèl·lules tiroidals i causen inflamació. L'àloe també va millorar la funció de les cèl·lules tiroidals que produeixen i segreguen T3 i T4 i va disminuir la necessitat de l'organisme de convertir la T4 (forma majoritàriament inactiva) en T3 (forma activa).[78] D'aquesta manera, l'àloe sembla ajudar a restaurar la funció tiroidal en casos lleus d'hipotiroïdisme subclínic mitjançant la ingestió diària del seu suc.

48. LLAGUES
—

Les aftes o llagues són úlceres poc profundes que es desenvolupen a la llengua o a l'interior dels llavis o les galtes. Són rodones o ovalades, amb la vora vermella i el centre groc o blanc. Una persona pot patir-ne una o diverses alhora. Poden dificultar l'alimentació i la parla perquè són molt doloroses. Se'n desconeix la causa exacta, però diversos factors que hi contribueixen i que són comuns entre aquells qui les pateixen habitualment són l'estrès, els canvis hormonals, les al·lèrgies alimentàries, la ingestió d'aliments àcids, la irritació produïda pels aparells d'ortodòncia, el fet de mossegar-se les galtes i la mancança de determinats nutrients. Tot i que la majoria dels casos lleus es curen sols al cap de diverses setmanes, les llagues més grans poden trigar fins a sis setmanes a fer-ho i deixar cicatrius en el teixit.

No hi ha cap tractament que curi les aftes. El millor que es pot fer és prevenir la infecció i controlar el dolor alhora que se'n redueix la durada. Un dels tractaments utilitzats per reduir la inflamació i l'envermelliment de les aftes és l'acetònid de triamcinolona al 0,1%. Es tracta d'un medicament esteroide que pot causar efectes secundaris, com insomni, canvis d'humor, fatiga, butllofes i debilitament de la pell. Un compost de l'àloe vera, l'acemannan, també és eficaç per reduir la mida de les aftes, així com el dolor, tot i que no ho fa tan bé com l'acetònid de triamcinolona. No obstant això, l'acemannan no va mostrar efectes secundaris en els pacients analitzats en un estudi.[79] L'àloe vera també va disminuir la inflamació, l'envermelliment i el temps de curació de les aftes en comparació amb el placebo.[80] Es creu que les propietats antiinflamatòries i de reforç immunològic de l'àloe són fonamentals per proporcionar aquest alleujament.

49. MAL D'ORELLA

Les infeccions de l'orella externa són molt comunes i són causades per bacteris, tot i que els fongs també en poden ser responsables. Els nedadors, les persones amb conductes auditius estrets i les que pateixen problemes cutanis, com èczema o psoriasi, se'n solen veure més afectats. L'ambient càlid i humit de l'orella és el brou de cultiu perfecte per a bacteris i fongs que solen trobar-se a l'aigua o a la pell; l'envaeixen i es multipliquen. La infecció causa picor i envermelliment, que poden intensificar-se fins a provocar dolor intens a l'orella i al voltant seu, secreció de pus, febre i obstrucció parcial o total del conducte auditiu. Per aturar la infecció, els metges solen receptar antibiòtics, antifúngics o gotes per a les orelles amb tots dos medicaments, així com esteroides. També es recomanen analgèsics, com l'ibuprofèn.

Les infeccions de l'orella externa són molt comunes entre nens i poden ser extremament doloroses si no es tracten. Després de consultar amb el pediatre per assegurar-se que el dolor no és més que una infecció de l'orella externa, i sempre que el timpà no estigui perforat, es pot utilitzar gel d'àloe vera per ajudar a eliminar la infecció i alleujar-ne els símptomes. Es pot tallar una fulla al llarg i raspar-ne el gel interior transparent i triturar-lo fins a obtenir-ne un líquid enganxós. Amb el pacient tombat de costat, es pot utilitzar un degoter per afegir dues o tres gotes del gel a l'orella infectada, que s'ha de tapar amb un cotó durant uns deu minuts. Transcorregut aquest temps, la persona afectada s'ha d'asseure i inclinar el cap amb l'orella afectada cap a terra. Un cotó absorbirà el líquid que en surti. Això s'ha de fer dues vegades al dia fins que desaparegui la infecció. L'àloe té propietats antibacterianes i antifúngiques que poden ajudar a destruir la font d'infecció; a més, redueix la inflamació, l'envermelliment i el dolor per disminuir la dependència dels analgèsics.

50. PÈRDUA DE PES

Un excés de greix corporal augmenta el risc de patir problemes de salut diversos, com diabetis, cardiopaties i certs tipus de càncer. La pèrdua de pes millora o preveu qualsevol afecció vinculada al sobrepès. El greix s'acumula al cos quan s'ingereixen més calories de les que es cremen. L'organisme emmagatzema aquest excés de calories en forma de greix. Juntament amb l'exercici i una dieta sana, una ingesta calòrica adequada ajudarà a cremar el greix emmagatzemat i a reduir el pes corporal. Els processos metabòlics que es produeixen en èpoques en què augmenta la deposició de teixit adipós al cos també poden provocar una inflamació crònica de baix grau.

Les persones obeses amb prediabetis o diabetis precoç no tractada corren el risc de patir complicacions cardiovasculars. Per reduir aquestes afeccions potencialment greus, s'ha de reduir el pes corporal. Això pot ser difícil d'aconseguir i requereix disciplina per canviar la dieta i augmentar la pràctica d'exercici. Afegir àloe vera a la dieta és un mitjà senzill per potenciar la pèrdua de pes amb poc esforç. Els pacients prediabètics i no diabètics que van rebre en un estudi un complex diari de gel d'àloe durant vuit setmanes tenien masses de greix corporal significativament més baixes i van perdre més pes que aquells del grup de control que no van rebre l'àloe.[81] També se sap que l'àloe és segur i implica una escassa inversió en comparació amb els medicaments. L'àloe vera té l'avantatge afegit de reduir la resistència a la insulina[82] i disminuir els nivells de glucosa en sang.[83]

51. PICADA DE MEDUSA
—

Les meduses tenen tentacles llargs que contenen diminuts fiblons amb verí. Si se'n frega un, d'aquests tentacles, s'alliberen els fiblons, que penetren en la pell i injecten el verí. En general, només afecta la zona amb la qual entra en contacte, però, si el verí entra al torrent sanguini, es pot produir una reacció més greu. Les meduses que apareixen a les platges, fora de l'aigua, continuen sent verinoses. Fins i tot els tentacles que floten solts a l'aigua poden alliberar verí. Hi ha molts tipus de meduses i la majoria són inofensives per a l'ésser humà. Una picada només sol causar dolor localitzat, cremor, picor, inflamació i envermelliment.

En cas de picada, cal rentar la zona amb aigua de mar i retirar els tentacles (sense tocar-los). Per desactivar les cèl·lules urticants, la zona s'ha d'esbandir abundantment amb vinagre. Els àcids del vinagre descomponen les proteïnes del verí i el neutralitzen. S'ha d'aplicar gel d'àloe vera sobre la pell afectada dues vegades al dia. Això reduirà la inflamació, la picor i el dolor i accelerarà la curació del teixit danyat, així com reduirà el risc d'infecció per patògens oportunistes que intentin entrar en les lesions de la pell.

52. PICOR PER *JALAPEÑO*

Els pebrots *jalapeños*, que creixen fins als 10 cm de llarg, tenen uns 2,5 cm d'ample a la base i s'estrenyen al llarg cap a la punta. Es recol·lecten i solen utilitzar-se verds, però poden madurar fins a tornar-se de color vermell, taronja o groc. El picant dels xilis *jalapeños* varia de suau a picant i la majoria tenen entre 3.500 i 8.000 unitats de l'escala Scoville. Aquestes unitats són un índex de picant que dona als pebrots números que van des de menys de 100 (pebrots dolços) a més de 3 milions (la varietat *Pepper X*). Els pebrots *jalapeños* que tenen petites línies marrons o cicatrius són més picants que els que no en tenen. Aquestes cicatrius són el resultat d'unes condicions de conreu que augmenten el nivell de picor del pebrot. Si el que busques és un xili picant, tria *jalapeños* plens d'aquestes cicatrius. Els *jalapeños* vermells madurs també són més picants que els verds. El picant procedeix d'un compost anomenat capsaïcina. Com més capsaïcina, més picant resulta el pebrot.

El cuiner que cuina amb xilis *jalapeños* ha de fer servir guants abans de tallar-los per evitar el malestar posterior.

Si no disposa de guants o prefereix treballar amb les mans nues, no s'ha de fregar els ulls ni cap altra part del cos. Si es toca, sentirà a la pell de la zona una sensació de cremada. Després de tallar aquests xilis, cal rentar-se les mans per eliminar la capsaïcina de la pell. Tanmateix, si ha començat la sensació de cremada a les mans, cal amarar-les en llet. Una proteïna que es troba a la llet separa la capsaïcina dels nervis sensorials de la pell i en permet l'eliminació. A continuació, es pot aplicar gel d'àloe vera. Es tracta d'un antiinflamatori i analgèsic que calmarà la pell cremada.

53. PROTECCIÓ DAVANT LA RADIACIÓ
—

La radiació és energia en forma de partícules o ones que pot causar mutacions genètiques per exposició prolongada i augmentar el risc de patir càncer. Grans dosis durant un curt període de temps causen malaltia per radiació i provoquen nàusees, pèrdua de cabells, insuficiència orgànica o fins i tot la mort. A l'aire lliure, l'exposició a la radiació dels raigs ultraviolats del sol és constant. Els procediments mèdics amb raigs X i tomografies també n'emeten dosis considerables. A la llar, alguns dels culpables són els microones, les connexions sense fil a internet i els telèfons mòbils. En el món actual, és impossible evitar per complet l'exposició a la radiació per interactuar en societat. El millor per minimitzar els seus efectes és prendre mesures preventives, ja sigui dels raigs ultraviolats A (UVA) i B (UVB) del sol o dels aparells electrònics de l'entorn.

La radiació descompon les molècules del cos en radicals lliures reactius, els quals ataquen altres compostos del cos i causen danys cel·lulars i en l'ADN. L'àloe vera té la capacitat d'eliminar aquests radicals lliures i evitar lesions en els teixits del cos. Els ratolins als quals es va administrar, en un estudi, gel d'àloe vera durant quinze dies abans d'exposar-los a altes dosis de radiació van quedar protegits de molts dels efectes de l'exposició. Els que van rebre la dosi més alta d'àloe van presentar símptomes de radiació més lleus i un retard en l'aparició de la malaltia en comparació amb els sotmesos a dosis més baixes,[84] cosa que pot servir de base per a futurs estudis destinats a determinar una dosi òptima d'àloe de cara a combatre els danys de la radiació. L'àloe ha demostrat ser útil per reduir la inflamació del recte en pacients humans amb proctitis aguda per radiació. Es tracta d'un efecte secundari freqüent en les persones sotmeses a radioteràpia per tumors pelvians. L'aplicació dues vegades al dia d'una pomada d'àloe vera durant quatre setmanes va millorar-ne significativament alguns símptomes, com la diarrea i la urgència fecal.[85] Això va millorar la seva qualitat de vida i els va permetre continuar amb les seves activitats quotidianes i sortir de casa amb menys ansietat.

54. PSORIASI

La psoriasi és una afecció cutània freqüent que es produeix quan les cèl·lules de la pell creixen deu vegades més de pressa del normal. Aquest excés de cèl·lules crea plaques vermelles que es noten al tacte, amb escames blanquinoses a la superfície de la pell. Les plaques solen picar i ser doloroses, i la pell pot assecar-se, clivellar-se i sagnar. Les ungles també se'n poden veure afectades i decolorar-se. Fins a un 30% dels malalts de psoriasi pateixen també artritis psoriàsica i pateixen dolor i inflamació en les articulacions. La majoria dels afectats intercalen períodes de brot i remissió. L'afecció es pot desencadenar per estrès, certs medicaments, infeccions, lesions cutànies, tabaquisme o clima fred. Aquests factors desencadenants posen en marxa un sistema immunitari ineficient. Alguns dels glòbuls blancs de l'organisme ataquen les cèl·lules sanes de la pell, i provoquen altres respostes immunitàries que causen un excés de cèl·lules cutànies, envermelliment, inflamació i altres símptomes. No hi ha cura, però es pot controlar amb tractaments tòpics, fototeràpia i fàrmacs orals o injectables.

Fins ara, el millor que es pot esperar és mantenir la malaltia en remissió tant de temps com sigui possible i tractar els símptomes a mesura que es produeixen els brots. L'àloe vera ha demostrat ser eficaç i segur en aquests casos. Quan en un estudi es va utilitzar en una crema per tractar pacients amb psoriasi en plaques de lleu a moderada, més del 83% d'ells van experimentar una millora significativa de les plaques, en comparació amb menys del 7% dels pacients que van utilitzar una crema placebo.[86] Quan es va comparar amb l'acetònid de triamcinolona, un corticoesteroide prescrit per a la psoriasi per tal de reduir la inflamació, l'envermelliment i la picor, l'àloe vera va ser més eficaç en la reducció dels símptomes clínics de psoriasi lleu a moderada.[87] L'àloe es pot considerar una alternativa fàcilment accessible i segura a altres tractaments tòpics per reduir els símptomes de la psoriasi.

55. RESSACA
—

L'alcohol inclou totes les formes de l'etanol i es troba en nombroses begudes: vi, xampany, cervesa, vodka, rom, whisky, ginebra, tequila, brandi, conyac, vermut, etc. L'alcohol augmenta els efectes del GABA, un neurotransmissor que envia missatges al cervell i al sistema nerviós i fa que els senyals es transmetin més lentament. El consum excessiu d'alcohol alenteix massa els senyals i provoca trastorns físics i mentals. La gravetat d'aquests efectes depèn de l'estat de salut, de la freqüència i la quantitat que beu la persona, del seu pes, de si està prenent medicaments o de si té menjar a l'estómac.

El 20% de l'alcohol s'absorbeix al torrent sanguini directament des de l'estómac, i el 80%, des de l'intestí prim, on es porta al fetge, que el metabolitza. Després d'una copa, la pell pot envermellir-se i la persona sentir-se més desinhibida. A mesura que es consumeix més alcohol, es pot notar dificultat per parlar, alentiment del pensament, mala coordinació, inestabilitat emocional i pèrdua de memòria. La persona pot arribar a perdre la consciència o fins i tot al coma, o a la mort si la tensió arterial baixa massa, s'interromp la respiració o el vòmit obstrueix les vies respiratòries. Recuperar la sobrietat porta temps. Les dutxes fredes i la cafeïna tenen un efecte temporal i no s'ha de confiar en aquests mètodes per eliminar els símptomes del consum d'alcohol. Els medicaments no acceleren l'eliminació de l'alcohol de l'organisme, però els antiinflamatoris no esteroidals poden alleujar el malestar de la ressaca.

S'ha descobert que l'aloïna i l'emodina d'àloe, compostos presents a la saba amarga de les fulles d'àloe vera, augmenten la taxa d'oxidació de l'alcohol en l'organisme. L'aloïna administrada a rates dotze hores abans de l'administració d'alcohol va disminuir significativament els seus nivells en sang en un 40% i va augmentar la taxa de desaparició de l'alcohol del cos en un 50%. El tractament previ amb emodina d'àloe també va produir resultats significatius.[88] Tanmateix, abans d'ingerir la saba d'àloe, que conté aquests compostos, cal tenir en compte que també es tracta d'un fort laxant, per la qual cosa convé avaluar-ne l'ús.

56. RESTRENYIMENT

El restrenyiment és la manca de freqüència de les deposicions o la dificultat per defecar, molèstia molt habitual que pot ser ocasional o crònica. El restrenyiment ocasional és de curta durada, mentre que el crònic consisteix a defecar menys de tres vegades per setmana durant almenys tres mesos. Les femtes es desplacen amb massa lentitud pel tub digestiu i es tornen dures i seques. Són difícils d'evacuar i es té la sensació de no poder buidar el ventre. Se sap que l'augment de la ingesta de fibra, els líquids i l'exercici ajuden a augmentar la motilitat gàstrica. Si aquestes mesures no funcionen, es recepten laxants i altres medicaments per portar més aigua als intestins. Els efectes secundaris d'aquests fàrmacs inclouen inflamació, gasos, diarrea, nàusees, vòmits i dolor rectal.

L'àloe vera s'utilitza des de fa segles en la medicina tradicional i com a complement per alleujar el restrenyiment. La saba de l'àloe vera conté compostos que són metabolitzats per la flora del còlon en compostos que exerceixen un efecte laxant. Això es va demostrar en un estudi amb trenta-cinc pacients que patien restrenyiment crònic. Se'ls va administrar una càpsula que contenia àloe vera, *psyllium* (un tipus de fibra) i celidònia (una planta utilitzada de vegades com a purgant), o una càpsula placebo, durant vint-i-vuit dies. Els pacients que van consumir la càpsula d'àloe van tenir evacuacions més freqüents i femtes més toves. També es va reduir la seva dependència d'altres laxants. El grup sotmès al placebo no va experimentar cap canvi en el seu estat.[73] Tot i que els tres ingredients de la càpsula van ser útils per alleujar el restrenyiment, l'àloe va desenvolupar-hi sens dubte un paper important, cosa que va realçar el seu ús ja estès com a laxant.

BENESTAR

SALUT

BENESTAR

BELLESA

PLANTES I ANIMALS

CASA I LLAR

57. SÍNDROME DE LA BOCA ARDENT

—

La síndrome de la boca ardent afecta el 2% de la població, però per als qui la pateixen és un trastorn molt incòmode. Aquesta afecció es caracteritza per una sensació de formigueig, de cremor o fins i tot de cremada a les genives, els llavis, les galtes, la llengua o el paladar. Aquests símptomes poden començar sobtadament i durar hores o dies. Poden desaparèixer i reaparèixer inesperadament. Algunes persones es desperten sentint-se bé, però els símptomes es manifesten de sobte i augmenten al llarg del dia. D'altres tenen símptomes durant el dia i no a la nit. La síndrome de la boca ardent primària no té una causa subjacent i és difícil de diagnosticar. Per la seva banda, la síndrome de la boca ardent secundària sí que té una causa identificable i pot estar relacionada amb la diabetis, deficiències nutricionals, al·lèrgies, ansietat, depressió, desequilibris hormonals, alguns medicaments o reflux àcid. La reducció de l'estrès, deixar els aliments o medicaments desencadenants, l'augment de l'exercici, el canvi de dentífric i la ingesta de líquids freds al llarg del dia poden ajudar a combatre'l.

No hi ha un únic tractament eficaç per a la majoria dels pacients, tot i que sovint es recepten medicaments per tractar el dolor crònic. La millor manera d'eliminar els símptomes perquè no tornin a aparèixer és trobar-ne la causa. Atès que pot resultar difícil, se solen tractar els símptomes. Un estudi per determinar l'eficàcia d'utilitzar una funda de plàstic per protegir la llengua va descobrir que el seu ús reduïa el dolor i millorava la qualitat de vida del pacient. La funda disminuïa la fricció entre la llengua i les dents i genives, protegint d'aquesta manera la llengua dels canvis de temperatura i del flux salival. En un estudi, es va estendre gel d'àloe vera sobre la llengua dels pacients abans de col·locar-los els protectors linguals de plàstic. En conseqüència, l'alleujament del dolor va ser encara més gran i els pacients van acabar tenint una visió més positiva del seu benestar.[89] Les propietats antiinflamatòries del gel poden reduir la inflamació dels teixits i calmar la sensació de cremor a la boca.

58. SISTEMA IMMUNITARI

El sistema immunitari és la defensa de l'organisme contra bacteris, virus, fongs, paràsits, toxines i al·lèrgens, que poden causar molt de dany. Té una xarxa de cèl·lules, teixits i òrgans repartits per tot el cos que treballen les vint-i-quatre hores del dia i es comuniquen quan detecten una amenaça, per així organitzar la defensa. Com que el sistema immunitari està molt ocupat, necessita tota l'ajuda possible per no sobrecarregar-se. Si això passa, la malaltia pot prendre el control.

L'àloe vera pot modular la resposta immunitària, depenent de l'origen de la substància estranya que envaeixi l'organisme. Una resposta immunitària, anomenada resposta humoral, implica el desenvolupament d'anticossos contra patògens o molècules que circulen lliurement per la sang o la limfa. Hi ha una altra resposta, mediada per cèl·lules, que s'estimula quan les proteïnes de la superfície cel·lular es tornen anormals i perden la seva capacitat de reconèixer molècules estranyes en l'organisme. És el cas de les cèl·lules tumorals, les cèl·lules trasplantades i les cèl·lules infectades per virus. L'àloe vera administrat a rates amb sistemes immunitaris exposats a substàncies estranyes va millorar significativament la resposta immunitària humoral. La resposta mediada per cèl·lules va disminuir.[90] D'això es dedueix que l'àloe es pot utilitzar per millorar la immunitat i reduir l'amenaça de patògens i toxines que circulen per la sang i la limfa.

59. ÚLCERES A LES CAMES

—

Es tracta d'úlceres, o llagues, que apareixen a les cames i tarden setmanes a curar-se. La majoria de les vegades les pateixen persones amb problemes circulatoris que provoquen un augment de la pressió dins de les venes. Això fa que els vasos sanguinis de la pell es tornin fràgils. Una lesió lleu a la pell, com una rascada, pot trencar-la i formar una úlcera. Les persones corren més risc de tenir-ne si han patit una trombosi venosa profunda, tenen artrosi, diabetis, sobrepès o varius. Una operació recent de maluc o genoll també en són desencadenants freqüents. La cama afectada sol inflamar-se, fer mal i picar. De vegades, l'úlcera presenta una secreció dolenta. Perquè cicatritzi, cal netejar i embenar la ferida. Després es col·loquen embenats de compressió sobre l'embenatge per millorar la circulació.

Com que les úlceres de les cames són ferides obertes, es poden infectar. Quan això passa, no poden cicatritzar. Se solen administrar antibiòtics per combatre la infecció, però la creixent amenaça de bacteris multiresistents és motiu de gran preocupació. En aquests casos, poden sorgir problemes de salut importants que afecten enormement la qualitat de vida del pacient; fins i tot poden posar en perill la seva vida. Una alternativa natural que ha demostrat la seva eficàcia és l'àloe vera. En un estudi, el gel d'aquesta planta es va aplicar a apòsits que es van col·locar sobre les úlceres infectades de les cames dels pacients. Al cap d'onze dies, es va aturar el creixement bacterià en el 93% dels casos.

A un altre grup de pacients se'ls va administrar un antibiòtic tòpic d'ús rutinari per a les úlceres. El creixement bacterià no va disminuir en cap de les úlceres.[91] El gel d'àloe vera pot aplicar-se a les ferides en cas d'úlceres de cama infectades per reduir-ne significativament el nombre de bacteris i la infecció i, d'aquesta manera, aplanar el camí perquè la ferida cicatritzi.

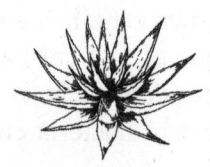

CAPÍTOL 3

BELLESA

—

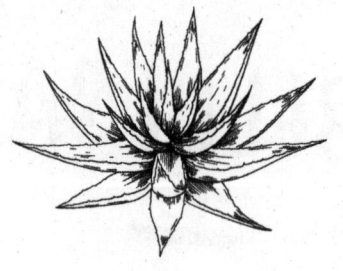

60. ACNE

L'acne és una afecció cutània que es manifesta en forma de grans, barbs, punts blancs, quists, nòduls i pàpules. Sol aparèixer a la cara, però també pot fer-ho al coll, el pit, l'esquena, la part superior dels braços, les espatlles i les natges. És uns dels problemes cutanis més comuns. Es produeix quan les cèl·lules mortes de la pell s'adhereixen al seu (greix) dins del porus i hi queden atrapades, ja que els bacteris que viuen a la pell de vegades poden quedar-se a l'interior dels porus amb les cèl·lules cutànies mortes. Això proporciona un caldo de cultiu perfecte per als bacteris, que es multipliquen ràpidament. La pell s'inflama. Si l'acne penetra més profundament en la pell, es forma un nòdul (protuberància sòlida) que és força dolorós o un quist (protuberància plena de pus).

Normalment, l'acne apareix en adolescents i adults joves, però pot afectar qualsevol, fins i tot els nadons. Sovint deixa cicatrius i taques fosques a la pell. En la seva forma lleu pot tractar-se amb productes de venda lliure amb peròxid de benzoïl o àcid salicílic. L'acne sol desaparèixer després de quatre a vuit setmanes d'ús del producte. Per a una millor resolució, un dermatòleg ha de tractar els casos més greus. Es poden utilitzar tractaments tòpics de prescripció, tractaments corporals amb antibiòtics o procediments en consulta amb làser, llums o productes químics.

Aquests productes i procediments poden provocar sequedat cutània, irritació de la pell, malestar estomacal i marejos. Alguns augmenten el risc de coàguls sanguinis, eleven la tensió arterial i afecten la funció hepàtica. Quan s'utilitza en combinació amb un tractament prescrit per a l'acne, l'àloe vera redueix la dependència dels medicaments i el risc d'efectes secundaris. Això es va demostrar en un estudi amb un gel al 50% d'àloe vera aplicat al matí i a la nit després d'una neteja de cara amb sabó, seguit d'una aplicació tòpica, abans d'anar a dormir, de tretinoïna (un medicament utilitzat per tractar casos d'acne de lleus a moderats). Gairebé el 79% dels pacients tenien la pell neta al cap de vuit setmanes, en comparació amb només el 23% dels pacients del grup de control que es van aplicar tretinoïna, però no gel d'àloe vera, cada dia.[92] El gel d'àloe es pot comprar a internet i en botigues, tot i que també es pot utilitzar directament de les fulles. Per a això, s'ha de tallar aproximadament mig centímetre de fulla d'una planta d'àloe. Un cop espremuda, es barreja el gel amb una part igual d'aigua purificada i s'estén la barreja pel rostre.

61. BOMBA DE BANY

De vegades no hi ha res millor al final d'un dia llarg i dur que relaxar-se amb un bany reconfortant. Les bombes de bany, com que hi afegeixen bombolles, milloren aquesta experiència. També solen incorporar fragàncies, pètals de flors, herbes, purpurina i colorant. Els ingredients principals són l'àcid cítric i el bicarbonat sòdic. Quan es dissolen en aigua, reaccionen i donen lloc a altres ingredients; mentrestant bombollegen vigorosament. En dissoldre's, els altres ingredients s'alliberen i aporten a l'aigua les seves qualitats úniques. Normalment no són irritants per a la majoria de les persones, però alguns dels seus ingredients afegits poden causar envermelliment de la pell, sequedat o fins i tot reaccions al·lèrgiques.

Les bombes de bany casolanes són senzilles de fer i permeten decidir quins ingredients hi afegim perquè continguin components naturals i no provoquin reaccions. La combinació d'ingredients és infinita i totalment personalitzable, segons les preferències. La següent recepta es pot utilitzar per fer bombes de bany casolanes d'àloe vera i els ingredients poden substituir-se pels que es desitgin.

BOMBA DE BANY D'ÀLOE VERA

- 1 got de bicarbonat
- ½ got d'àcid cítric
- ¼ de got de farina fina de blat de moro
- 1,5 cullerades de gel d'àloe vera
- 25 gotes d'oli essencial
- Motlles
- Aigua o oli d'oliva (opcional, si cal)

1. Barreja els ingredients secs en un bol.
2. Barreja, a part, el gel d'àloe vera i els olis essencials.
3. Afegeix la barreja líquida als ingredients secs, a poc a poc, fins que es faci una pasta que es mantingui ferma en prémer-la, sense que es desmunti. Si està massa seca, afegeix-hi unes gotes d'aigua o d'oli d'oliva, fins a aconseguir la consistència adequada.
4. Introdueix la barreja en els motlles i pressiona fermament.
5. Deixa assecar les bombes de bany durant 24 hores i treu-les del motlle.
6. Guarda-les en un recipient hermètic durant 2 setmanes.

62. CABELLS DANYATS

Passar temps a l'aire lliure exposa els cabells als efectes nocius de la radiació ultraviolada. Alguns dels aminoàcids que componen la capa externa dels cabells —la cutícula— absorbeixen la radiació ultraviolada i es descomponen, formant radicals lliures. Aquests radicals lliures trenquen les molècules dels cabells i deixen els cabells opacs, descolorits i trencadissos. Les puntes es poden debilitar i partir, cosa que deixa una cabellera encrespada i ingovernable. Un barret o una ombra protegeixen els cabells del sol. Si has de passar temps a l'aire lliure, intenta planificar les sortides a primera o última hora del dia, quan els raigs ultraviolats no són tan intensos.

Són rars els productes capil·lars, ja siguin naturals o sintètics, que actuen com a protectors solars. L'àloe vera és una planta fàcil de trobar i de fer servir, i fa precisament això. L'àloe absorbeix la radiació ultraviolada, ja que un dels seus compostos, l'aloïna, bloqueja entre el 20% i el 30% dels raigs ultraviolats del sol.[93] Tant el suc d'àloe vera fresc com el comercial protegeixen els cabells d'aquests danys, però el fresc proporciona més protecció.[94] Abans d'aventurar-se a prendre el sol, l'àloe vera s'ha d'aplicar sobre els cabells per prevenir danys i mantenir-los sans i forts.

ESPRAI PROTECTOR SOLAR D'ÀLOE VERA PER ALS CABELLS
- ¼ de got de gel d'àloe vera
- ¼ de got d'aigua purificada
- 20 gotes d'oli essencial

1. Barreja bé tots els ingredients.
2. Passa el líquid a un polvoritzador de vidre.
3. Polvoritza lleugerament sobre els cabells.

63. CABELLS TENYITS AMB ALQUENA
—

L'alquena (també coneguda com a henna) s'ha utilitzat com a tint durant segles per donar color als cabells. El tint no aclareix els cabells, sinó que els dona un bonic to vermellós, marró o negre. El color original dels cabells influeix molt en el resultat final, ja que el tint es diposita en les capes externes de queratina de la superfície dels cabells, en lloc de penetrar en la cutícula, com fan els tints comercials. Les metxes i reflexos ja presents als cabells romandran, tot i que amb el nou to de l'alquena. A diferència dels tints químics agressius, que contenen compostos al·lergògens com *p*-fenilendiamina, parabens i conservants, l'alquena és un producte natural que enforteix els cabells a més de tenyir-los.

Les fulles de la planta s'assequen i es molen fins a obtenir-ne una pols fina. Barrejades amb un líquid, es forma una pasta amb la consistència i el color del fang. Aquesta pasta s'aplica als cabells de l'arrel a les puntes i es deixa actuar durant diverses hores. Com més temps es deixi, més intens serà el color. Moltes persones afirmen que l'alquena resseca els cabells, que poden semblar encrespats, enredats o secs després de la seva aplicació. En realitat, això es deu al fet que l'alquena no s'ha esbandit completament. Per assegurar-se que s'ha eliminat tota la pasta dels cabells i per afegir-hi més hidratació i brillantor, es pot utilitzar gel d'àloe vera com a col·lutori i condicionador després de l'esbandida. Es pot aplicar el gel generosament i fer un massatge al cuir cabellut. Es deixa actuar durant quinze minuts i s'esbandeix. L'àloe ajudarà a eliminar qualsevol resta de pasta i deixarà els cabells suaus i sans. Si els cabells necessiten una aportació extra d'hidratació, es pot afegir oli de llinosa a l'àloe.

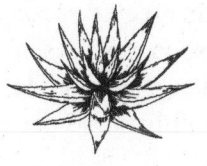

SALUT

BENESTAR

BELLESA

PLANTES I ANIMALS

CASA I LLAR

64. CASPA

La caspa és una malaltia crònica caracteritzada per la descamació de les cèl·lules de la pell del cuir cabellut. Es manifesta en forma d'escames blanques i olioses en els cabells i les espatlles. No és una malaltia perillosa, però pot resultar incòmoda per a algunes persones. Sol empitjorar a la tardor i hivern, quan el cuir cabellut està exposat a un aire exterior més sec i fred i a un aire interior més càlid, cosa que redueix la humitat de la pell. Aquesta afecció es pot deure al fet de no rentar-se els cabells amb prou xampú, de manera que les cèl·lules mortes de la pell es barregen amb els olis del cuir cabellut. Això provoca una acumulació i posterior despreniment d'aquestes cèl·lules en forma de caspa. Els fongs al cuir cabellut irriten la pell d'algunes persones i provoquen una sobreproducció de cèl·lules cutànies, que es desprenen en forma de caspa. La pell seca pot provocar, així mateix, l'aparició d'escames més petites i seques. Tanmateix, una de les causes més comunes de la caspa és la dermatitis seborreica. Es tracta d'una afecció en la qual la pell grassa es cobreix d'escames blanques o grogues. Els casos lleus són fàcils de tractar: n'hi ha prou de fer una neteja diària per reduir el greix i l'acumulació de cèl·lules cutànies. Altres casos són més difícils i poden requerir xampús medicinals, alguns dels quals contenen agents antifúngics i antibacterians per eliminar els microbis. D'altres alenteixen la taxa de mortalitat de les cèl·lules cutànies per reduir-ne l'acumulació i la descamació.

Com la majoria dels medicaments, els xampús medicinals poden provocar efectes secundaris no desitjats. En utilitzar-los, una persona pot desenvolupar dermatitis de contacte, fotosensibilitat o bé caiguda o decoloració dels cabells. L'àloe vera pot utilitzar-se per reduir fins a cert punt els símptomes de la dermatitis seborreica i la caspa, i fins i tot per condicionar els cabells. En un estudi, quaranta-quatre pacients amb dermatitis seborreica van fer servir o bé àloe vera o bé un placebo líquid al cuir cabellut, dues vegades al dia, durant sis setmanes. Els pacients que van utilitzar l'àloe van tenir millores significativament més grans dels seus símptomes en comparació amb el grup del placebo, segons l'avaluació tant dels dermatòlegs com dels mateixos pacients. Els pacients que van utilitzar l'àloe van experimentar menys descamació i picor, i tenien menys zones afectades al cuir cabellut.[95] D'aquesta manera, l'àloe pot utilitzar-se de manera segura cada dia per proporcionar una mesura d'alleujament dels símptomes de la dermatitis seborreica.

65. CONDICIONADOR
—

El cap humà té entre cent mil i cent cinquanta mil cabells. Són molts i cal cuidar-los. Cada pèl consta de tres capes; la capa exterior, o cutícula, protegeix les dues capes interiors. Quan el cabell està sa, les escames de la cutícula se superposen fermament i protegeixen les capes internes. Tanmateix, quan es danya, les escames de la cutícula es debiliten i se separen, amb la qual cosa deixen al descobert les capes inferiors. El cabell sembla sec i sense brillantor i es pot trencar amb facilitat. Les capes internes poden danyar-se per l'exposició als raigs ultraviolats del sol, la calor, la contaminació, el clor o qualsevol de les nombroses substàncies químiques que contenen els productes i tractaments capil·lars.

Quan es condiciona, el cabell segella la cutícula allisant les escames per donar-li un aspecte suau i sa. Aquest procés també redueix l'estrès de l'eixugada amb tovallola i el raspallat i ajuda a desenredar els cabells. El condicionador s'ha d'aplicar a uns centímetres del cuir cabellut i cap a les puntes. Com més vell és el cabell, més probable és que estigui danyat. La majoria dels condicionadors s'utilitzen després de cada aplicació de xampú, però d'altres funcionen millor quan s'utilitzen només una o dues vegades per setmana. L'àloe vera és un condicionador suau però eficaç per als cabells. La composició química de l'àloe és similar a la de la queratina, la principal proteïna dels cabells. El gel s'absorbeix ràpidament a la tija dels cabells, i aporta els nutrients necessaris per augmentar-ne la força i elasticitat. És també un hidratant que atrau la humitat de l'ambient i la segella en els cabells. L'àloe vera pot aplicar-se a la dutxa després del xampú o com a condicionador sense esbandir per ajudar a desenredar i proporcionar una lleugera fixació.

CONDICIONADOR D'ÀLOE VERA
• 1 culleradeta de gel d'àloe vera
• 1 culleradeta d'oli de coco

1. Desfés l'oli de coco al palmell de la mà.
2. Barreja bé l'oli i el gel d'àloe.
3. Aplica'l als cabells i fes-t'hi un massatge.
4. Deixa-ho actuar durant 5 minuts i esbandeix amb abundant aigua.

66. DESMAQUILLADOR D'ULLS

Moltes dones i alguns homes utilitzen maquillatge al voltant dels ulls per definir i accentuar la bellesa dels ulls i les celles. Per aconseguir-ho, se solen utilitzar perfiladors d'ulls, ombres d'ulls, llapis de celles, correctors, bases de maquillatge i màscares de pestanyes. Al final del dia, abans d'anar al llit, és essencial desmaquillar-se per evitar que

BELLESA

SALUT

BENESTAR

BELLESA

PLANTES I ANIMALS

CASA I LLAR

proliferin bacteris nocius que puguin danyar el teixit ocular. L'eliminació del maquillatge també evita que s'embrutin les fundes dels coixins i els llençols. Les tovalloletes i solucions per desmaquillar els ulls han de ser no irritants i estar formulades per eliminar fàcilment totes les restes del producte. Tot i així, molts d'aquests productes contenen lauril sulfat sòdic, poloxàmer 184, trietanolamina, colorants i fragàncies, entre altres ingrédients que poden irritar la pell sensible, o tenen contaminants que poden provocar qualsevol tipus de reacció.

El gel d'àloe vera extret directament de la fulla interior de la planta o del gel comercialitzat pur es pot utilitzar per desmaquillar la delicada zona del contorn dels ulls. L'àloe és un desmaquillant suau, no irritant i eficaç que hidrata la pell i deixa la zona fresca, hidratada i neta. L'àloe també redueix la inflamació sota els ulls i en retarda els signes de l'envelliment. N'hi ha prou amb aplicar el gel en un cotó i passar-lo per les parpelles i les ulleres.

67. DESODORANT
—

La sudoració és una funció natural que el cos utilitza per reduir la calor corporal. La suor per si mateixa és inodora. No obstant això, l'ambient càlid i humit és un caldo de cultiu ideal per als bacteris, que proliferen a l'axil·la. Aquests bacteris descomponen la proteïna queratina de la superfície de la pell i produeixen àcids grassos i amoníac, que són els causants de la pudor. Per reduir l'olor, les axil·les s'han de rentar amb regularitat i mantenir-se seques. La majoria de la gent utilitza antitranspirants per reduir la sudoració o desodorants per emmascarar l'olor.

Atès que la sudoració és un procés natural per regular la temperatura corporal i eliminar toxines del cos, es recomana deixar que el cos suï. Els desodorants poden ajudar a emmascarar l'olor durant un temps, però de vegades els bacteris dominen fins i tot les olors més penetrants. La millor manera de no fer pudor és assegurar-se que els bacteris no tenen l'oportunitat de créixer en les axil·les. El gel d'àloe vera pot utilitzar-se com a desodorant. Té compostos antibacterians que impedeixen el creixement excessiu de bacteris i les olors desagradables que això comporta. L'àloe també calma i hidrata la pell sensible de les axil·les i alleuja la irritació causada per l'afaitat. Es pot aplicar sol o barrejat amb altres ingredients per obtenir un desodorant més tradicional.

DESODORANT D'ÀLOE VERA
- ¼ de got de mantega de karité
- 1 cullerada de gel d'àloe vera
- 1 cullerada d'oli de coco
- 3 cullerades d'arrel d'*arrowroot* en pols
- 1 cullerada de bicarbonat sòdic
- 20 gotes d'oli essencial (opcional)

1. Escalfa la mantega de karité al bany maria, a foc lent, fins que es desfaci.
2. Retira la mantega de karité líquida del foc i bat els ingredients restants.
3. Aboca la barreja en un recipient de vidre amb tapa.
4. Deixa que la barreja es refredi i endureixi abans d'utilitzar-la. La consistència haurà de permetre que la puguem agafar amb els dits nets i escampar-la, fent un massatge, per la pell de les axil·les.

68. ENVELLIMENT DE LA PELL
—

El procés d'envellir implica molts canvis en l'organisme: les artèries s'endureixen, els ossos perden densitat, la memòria disminueix, la pell es debilita i apareixen arrugues. El ritme al qual es produeixen aquests processos varia d'una persona a una altra. La genètica i les malalties influeixen en quan i com envellim, però la dieta i l'estil de vida tenen un impacte significatiu en aquest procés. Hi ha moltes teories sobre l'envelliment, però la dels radicals lliures és cada vegada més popular com a explicació. Es creu que els radicals lliures són els responsables dels danys relacionats amb l'edat en cèl·lules i teixits. Es tracta de molècules inestables que busquen activament un electró. Ataquen la molècula estable més propera, li roben un dels seus electrons i converteixen també aquesta molècula en un radical lliure. Això inicia una reacció en cadena de creació de radicals lliures que, en última instància, pot destruir les cèl·lules.

La clau per aturar aquest procés rau en els antioxidants. L'àloe vera conté antioxidants en forma de polifenols, indoles, alcaloides,[96] vitamines i minerals.[97] Prevenen el dany cel·lular dels radicals lliures que causen l'envelliment prematur. L'àloe també estimula les cèl·lules perquè produeixin fibres de col·lagen i elastina. Aquestes proteïnes milloren l'elasticitat de la pell, redueixen les arrugues i ajuden a mantenir uns porus petits i imperceptibles. El zinc de l'àloe actua com a astringent per tancar encara més els porus i donar a la pell un aspecte suau i clar. El gel pur d'àloe vera pot aplicar-se sobre el rostre i el coll cada nit per proporcionar ingredients clau en la protecció de la pell i mantenir-la flexible i fresca.

69. ERITEMA

L'eritema és una afecció cutània molt comuna que enver-
melleix la pell. Tots els tipus de pell són susceptibles a pa-
tir-la, tot i que algunes més que d'altres. Es pot deure a
danys solars, al·lèrgies, medicaments, depilació amb pin-
ces, exercici i fins i tot massatges. Alguns d'aquests tipus
d'eritema són temporals i desapareixen per si sols, com
l'envermelliment de la pell després de l'exercici o d'un
massatge enèrgic. D'altres tarden més, com en el cas de
la pell malmesa pel sol, i alguns casos són crònics, cosa
que pot ocórrer si la pell entra constantment en contacte
amb al·lèrgens. El fet que la pell es torni rosada o vermella
indica que el cos ha augmentat el flux sanguini a través
dels capil·lars propers a la superfície de la pell en un intent
d'eliminar els irritants i curar el teixit malmès.

És important comprendre les causes de l'eritema. Cal
sospitar de les cremes, locions i gels que entren en contacte
amb la pell i deixar de fer-los servir immediatament si són
la font de la irritació. Si els responsables són els medica-
ments tòpics, s'ha de consultar el metge per canviar una
alternativa no irritant. L'àloe vera pot ajudar amb l'enver-
melliment produït pel dany solar i altres tipus d'eritema.
Això es va demostrar en dones a les quals, en un estudi, es
va aplicar lauril sulfat sòdic als avantbraços per induir un
eritema. L'àloe va resultar ser tan eficaç com el gel d'hi-
drocortisona per reduir l'envermelliment de la pell després
de sis dies de tractament.[98] L'àloe també té un efecte cal-
mant suau i no presenta cap dels efectes secundaris no de-
sitjats del gel d'hidrocortisona.

70. ESTRIES

Les estries poden aparèixer durant períodes de creixement intens, com la pubertat o l'embaràs, o durant canvis sobtats de pes. Les capes mitjanes de la pell s'estiren més enllà de la seva capacitat elàstica i s'esquincen. Això també pot passar quan afeccions mèdiques fan que les glàndules suprarenals alliberin nivells elevats de cortisona, amb la qual cosa la pell perd flexibilitat. Els productes amb corticoesteroides també poden produir aquest efecte. El teixit cicatricial forma línies estretes de color porpra vermellós, que acaben esvaint-se fins a adquirir un color blanc platejat. Les estries són molt freqüents i apareixen sobretot al ventre, les cuixes, els malucs, les natges, la part superior dels braços i la part inferior de l'esquena. Algunes estries desapareixen amb el temps, però d'altres romanen durant tota la vida. Per minimitzar-ne l'aparició, de vegades s'utilitzen locions medicinals, microdermoabrasió i teràpia làser. No obstant això, aquests mètodes no garanteixen resultats i poden resultar cars.

Una alternativa natural per reduir la progressió de les estries quan comencen a aparèixer és utilitzar gel d'àloe vera. Aplicat a l'abdomen de dones no embarassades —en un estudi— no només va evitar la propagació de les estries amb el temps, sinó que va reduir la picor i l'envermelliment causats per la dilatació dels vasos sanguinis en comparació amb les dones que van utilitzar una crema de control.[99] L'àloe pot ajudar a curar la pell malmesa i restaurar l'elasticitat de la zona estimulant la producció de col·lagen i altres proteïnes que afavoreixen el teixit conjuntiu i promovent el desenvolupament de nous vasos sanguinis.[100]

71. EXFOLIANT

Exfoliar-se amb regularitat manté la pell radiant i fresca, i, a més, és un hàbit saludable. Aquest procés elimina les cèl·lules mortes de la capa més externa de la pell per deixar al descobert la que hi ha a sota, nova i radiant. Aquesta pell, llisa i suau, rejoveneix immediatament. L'exfoliació sol fer-se per mitjans mecànics, amb una esponja vegetal, pedra tosca, raspall corporal o guants exfoliants, o per mitjans químics, en un balneari o una consulta mèdica. Moltes persones només s'exfolien la cara, però l'exfoliació de tot el cos pot fer rejovenir la pell perquè tingui un aspecte lluminós. A més, l'exfoliació permet que la crema hidratant penetri més profundament en la pell, per a una millor hidratació.

Part del procés consisteix a utilitzar un exfoliant facial o corporal. N'hi ha molts de disponibles a les botigues, però una forma barata i molt eficaç d'eliminar la pell morta i començar el procés de rejoveniment és fer un exfoliant a casa amb una part de gel d'àloe vera i dos de sucre. Així de senzill. També s'hi pot afegir una mica de suc de llimona, mel, vinagre de sidra de poma o olis essencials per ajudar a alliberar les cèl·lules mortes de la pell i afegir-hi aroma. L'àloe actua com a portador d'altres ingredients, hidrata la pell i pot millorar l'acne i curar llagues i ferides. L'àloe també redueix la irritació, l'envermelliment i la inflamació de la pell i en millora l'aspecte i el tacte general.

72. GEL D'AFAITAR

Les cremes d'afaitar no només es presenten en forma de crema; també es poden adquirir en forma de gel o escuma. Solen utilitzar-les els homes per afaitar-se la barba i les dones per depilar-se les cames, les axil·les i altres zones. Afaitar-se només amb aigua i una navalla sol danyar la pell. Poden produir-se talls i esgarrapades o una erupció vermella, inflamada i que fa picor. Per evitar-ho, s'utilitza crema (o gel o escuma) d'afaitar per hidratar la pell i els pèls. Una pell hidratada és més flexible i s'adapta millor a la navalla. Els pèls més suaus requereixen menys força per tallar-los i, per tant, amb el producte es redueix el risc d'esgarrapades a la pell. La capa de protecció que proporciona la crema també redueix la fricció perquè la maquineta llisqui sobre la pell sense esforç.

Moltes cremes d'afaitar contenen colorants i fragàncies sintètiques, propilenglicol per mantenir la pell humida, trietanolamina per mantenir els olis i l'aigua emulsionats, lauril sulfat sòdic per crear escuma i oli mineral per retenir la humitat. Aquests ingredients poden irritar la pell i els pulmons i obstruir els porus. Per evitar-los, es pot utilitzar gel d'àloe vera, que té un efecte lubricant que permet passades suaus i ràpides sobre la pell i minimitza la possibilitat de qualsevol ferida accidental. A més, arribat el cas, els talls es beneficiarien de l'àloe perquè accelera la cicatrització de les ferides i redueix la inflamació. L'àloe també atrau la humitat a la pell, i la deixa suau i hidratada. L'àloe vera és un gel suau, eficaç i barat, ideal per a totes les necessitats de l'afaitat o la depilació.

73. GEL PER A LES CELLES
—

Les celles poden ser fines i primes, gruixudes i espesses, o estar en algun punt intermedi. Al llarg del temps, la moda de les celles ha anat canviant. Fa un segle, es consideraven glamuroses les molt fines, lleugerament corbades i dibuixades. La tendència cap a celles encara més fines va sorgir abans que es posés de moda un *look* més natural. Van seguir unes celles més grans i atrevides, amb línies netes i una forma definida. Les celles poblades es van substituir per celles més fines, les més fines per celles pintades, les pintades per celles molt depilades, aquestes últimes per celles espesses, i així successivament. Avui, la tendència en celles s'inclina cap a l'aspecte més natural, i també cap a propostes més vistoses i atrevides.

Els gels per a celles serveixen per mantenir els pèls al seu lloc, domar-ne els més rebels i presentar un aspecte cuidat. Els gels comercials per a celles poden ser força cars i sovint contenen ingredients irritants per a la pell. Si es vol tenir un gel per millorar la mirada, es pot utilitzar gel d'àloe vera. Aquest gel natural i calmant hidrata la pell i redueix l'envermelliment de les celles nouvingudes. L'àloe també protegeix contra les infeccions bacterianes que poden produir-se quan els bacteris de raspalls, llapis, pols o gels de celles contaminats penetren en els porus i comencen a multiplicar-se. Es pot mullar una vareta de rímel neta en gel d'àloe vera i passar-la per les celles. El gel s'assecarà en un minut i mantindrà les celles a lloc sense deixar-hi residus enganxosos.

74. GEL PER ALS CABELLS
—

Les gomines solen utilitzar-se per mantenir els cabells al seu lloc al llarg del dia. Hi ha proves que els antics egipcis utilitzaven gomina fa milers d'anys, però no va ser fins al segle XIX quan es va inventar la gomina moderna. El tipus de fixació que proporciona cada marca depèn dels seus ingredients i es desenvolupa amb diferents finalitats. A algunes persones els agrada una fixació molt rígida, que deixi els cabells inamovibles. D'altres prefereixen una fixació lleugera que permeti el moviment natural dels cabells i els mantingui suaus i llisos.

Molts gels del mercat contenen fragàncies i colorants que poden irritar la pell i els pulmons i altres ingredients que poden ser al·lergògens o causar toxicitat en els òrgans. El gel d'àloe vera pot utilitzar-se de manera segura sobre els cabells per proporcionar una fixació suau sense els possibles efectes negatius sobre l'organisme que poden tenir alguns gels comercials. Tingueu en compte que la fixació de l'àloe no és gaire forta i s'utilitza millor per controlar els cabells i reduir l'encrespament. Aporta suavitat i hidratació sense ser enganxosa. El gel de la fulla o un gel comercial pur pot aplicar-se directament després del xampú, quan els cabells encara estan humits. Els cabells es poden eixugar a l'aire o amb l'ajut d'un eixugacabells.

75. GEL PORTADOR

L'aplicació de medicaments, olis essencials o altres productes sobre la pell per a la seva administració transdèrmica es pot millorar mitjançant l'ús de gels portadors. Es tracta d'olis, gels, cremes, locions i sabons. Dilueixen el producte i redueixen el risc d'irritar la pell. També poden augmentar (o disminuir) la velocitat d'absorció i la concentració final del producte absorbit a través de les capes de la pell. Un bon portador és molt important quan el medicament s'aplica a través de la pell. Un de qualitat permetrà que la pell absorbeixi més quantitat del medicament, farà que una dosi més baixa sigui igual d'eficaç i reduirà el cost total del medicament, ja que n'utilitzarà menys quantitat. Igualment important és el fet que una dosi més baixa també redueix el risc de patir efectes secundaris. El gel d'àloe vera pot millorar la permeació del medicament a través de la pell. En un estudi es va mesclar gel d'àloe vera amb ketoprofèn, un antiinflamatori no esteroide utilitzat per tractar l'artritis i el dolor, i es va aplicar sobre pell abdominal humana. La quantitat de medicament que va penetrar a la pell va ser significativament més gran en comparació amb els grups de control, en els quals no es va utilitzar àloe per ajudar a l'absorció transdèrmica.[101] El gel d'àloe vera es pot extreure directament de les fulles fresques de la planta o comprar-se a un proveïdor. El pacient ha de reconèixer el paper de l'àloe com a portador en l'administració transdèrmica de fàrmacs i prestar atenció a l'hora d'administrar la dosi correcta.

76. HIDRATANT FACIAL
—

Una pell hidratada proporciona una brillantor saludable i un aspecte més jove. La sequedat fa que les cèl·lules de la pell s'acumulin a la superfície, en lloc de desprendre-se'n, cosa que dona lloc a un aspecte sec i aspre. La pell perd elasticitat, es torna tibant i es pot clivellar. Les línies i les arrugues són més pronunciades. La pèrdua d'hidratació es pot deure a l'exposició al sol, les dutxes calentes, el vent, el consum excessiu de begudes diürètiques (com el cafè, l'alcohol o el te), a no usar cremes hidratants o a utilitzar productes agressius per a la pell. La pèrdua d'hidratació empitjora amb l'edat a causa de la disminució de l'activitat de les glàndules sebàcies i a la menor capacitat de la pell per retenir l'aigua.

La rehidratació de les capes superiors de la pell i el bloqueig de la humitat ajudaran a millorar l'aspecte i el tacte de la pell seca. L'àloe vera és un hidratant que pot atrapar aigua de l'entorn per ajudar a afegir humitat a la pell, proporcionant-li flexibilitat. Quan es combina amb altres ingredients, com l'oli de jojoba i el plàtan, l'àloe exerceix un paper clau en el rejoveniment de la pell seca, la reducció de la inflamació, la reparació dels teixits danyats i la lluita contra els signes de l'envelliment. Una mascareta facial d'àloe pot preparar-se fàcilment a casa i utilitzar-se de dos a tres cops per setmana.

MASCARETA FACIAL D'ÀLOE PER A PELLS SEQUES
- 1 cullerada de gel d'àloe vera
- 1 culleradeta d'oli de jojoba
- ½ plàtan petit

1. Tritura el plàtan fins a obtenir-ne una pasta.
2. Incorpora el gel d'àloe vera i l'oli de jojoba fins que estiguin ben barrejats.
3. Aplica la barreja sobre el rostre net i sec.
4. Deixa actuar uns 30 minuts, fins que la barreja es noti seca.
5. Esbandeix amb aigua.

77. LLAVIS TALLATS
—

Els llavis tallats es caracteritzen per la sequedat, l'envermelliment i la picor. La pell dels llavis és molt fina i només proporciona una petita protecció al teixit subjacent. Els llavis no contenen glàndules sebàcies que produeixin greix hidratant, per la qual cosa la pèrdua d'aigua en aquesta zona és molt més gran que en qualsevol altra part del cos. Altres factors agreujants són les condicions ambientals seques, llepar-se els llavis, el dany solar, les deficiències vitamíniques, la medicació i les infeccions. Els llavis tallats són un problema molt comú per a molts.

El primer pas per aconseguir uns llavis suaus i llisos és tractar-los amb un exfoliant labial suau. Amb una simple barreja a parts iguals d'oli de coco i sucre n'hi haurà prou. L'ús d'àloe vera per hidratar els llavis farà que millorin. Al matí, es pot aplicar gel d'àloe vera de la fulla i barrejar-lo amb una gota d'oli d'oliva. Això hidratarà els llavis, previndrà infeccions a través de la pell clivellada, calmarà qualsevol sensació de cremada o irritació i proporcionarà una brillantor bonica però subtil. L'àloe vera també es pot utilitzar sol, si es desitja un aspecte més mat. Per obtenir millors resultats, el gel s'ha d'aplicar en diverses ocasions al llarg del dia.

78. LOCIÓ PER A DESPRÉS DE L'AFAITAT O LA DEPILACIÓ

Molts homes solen afaitar-se la barba cada matí i algunes dones utilitzen regularment maquinetes d'afaitar per depilar-se les cames, les axil·les i altres zones. L'afaitat i la depilació poden provocar talls i esgarrapades a la pell, així com erupcions vermelles, inflamades i que piquen. Per ajudar a calmar la pell i reduir la irritació, es pot aplicar una loció. És un líquid o gel que s'aplica a la cara, les cames, les axil·les o una altra zona immediatament després de l'afaitat o la depilació. Se suposa que tanca els porus i evita que els bacteris i la brutícia de la navalla envaeixin la zona i provoquin acne o altres irritacions cutànies.

L'àloe calma la pell irritada i pot reduir l'envermelliment i la inflamació, per la qual cosa es recomana que la loció contingui àloe vera, que és antibacterià i prevé les infeccions i l'acne. El producte també ha de contenir hamamelis (avellaner de bruixa) per tancar els porus. Moltes vegades s'utilitza alcohol per a aquest propòsit, però pot ressecar molt la pell i coure quan s'aplica. L'hamamelis, igual que l'àloe, té propietats antibacterianes i antiinflamatòries.

LOCIÓ PER A DESPRÉS DE L'AFAITAT AMB ÀLOE VERA

- ¼ de got de gel d'àloe vera (millor fresc)
- ¼ de got d'hamamelis (avellaner de bruixa)
- ½ culleradeta de glicerina vegetal
- 10 gotes d'oli essencial de lavanda
- 10 gotes d'oli essencial de pàtxuli

1. Barreja bé tots els ingredients en un bol.
2. Guarda la barreja en un pot o recipient de vidre fosc; es conservarà fins a una setmana.

79. LOCIÓ PER AL CONTORN D'ULLS
—

Els ulls són una forma d'expressió i transmeten estats d'ànim i emocions. Parpellejar, somriure, riure i plorar són només algunes de les accions que mantenen la pell que envolta els ulls en constant moviment. Aquesta pell s'estira i es comprimeix, no només amb els moviments facials, sinó també quan ens els freguem en desmaquillar-los, quan ens posem o traiem les lents de contacte o quan ens els rasquem perquè ens piquen a causa de diverses irritacions. Aquests moviments, juntament amb l'edat, disminueixen la quantitat de col·lagen del teixit cutani i això fa que perdin elasticitat. Com que aquesta pell és fina i sensible, les línies i les arrugues apareixen aquí abans que a qualsevol altra part de la cara. En aquesta zona també hi ha molt poques glàndules sebàcies, per la qual cosa la sequedat també pot ser un problema.

La pell del contorn dels ulls requereix una atenció especial per mantenir a ratlla les potes de gall i, alhora, oferir un aspecte despert i descansat. És important utilitzar un producte suau i no irritant. L'àloe vera ho és i a més conté antioxidants que redueixen els danys cutanis i l'envelliment prematur causat pels radicals lliures derivats de l'exposició al sol, la contaminació, l'alcohol o l'estrès. L'àloe vera estimula la cicatrització de la pell esquinçada o danyada i els seus compostos antiinflamatoris redueixen la inflamació de les ulleres. La pell queda suau i hidratada. L'addició d'una petita quantitat d'oli de vitamina E al gel d'àloe vera i guardar aquesta barreja a la nevera pot augmentar-ne la vida útil i millorar-ne el potencial antioxidant.

80. LUBRICANT
—

Els lubricants s'utilitzen per reduir la fricció o la sequedat durant el coit. Tenen una base d'aigua, oli o silicona i contenen una sèrie de substàncies químiques qüestionables per a la salut vaginal. Molts contenen clorhexidina, propilenglicol i fenoxietanol, que poden irritar la delicada pell de la vagina; parabens, que poden imitar els estrògens i estar relacionats amb un risc més alt de càncer de mama, i glicerina, un alcohol ensucrat que pot afavorir el creixement excessiu de *Candida* a la vagina i provocar una infecció per fongs. Altres components poden contenir impureses que de vegades provoquen altres problemes de salut. Nombrosos lubricants poden augmentar el risc d'aparició de bacteris vaginals i de patir infeccions per fongs i provocar sequedat dels teixits vaginals, cosa que pot portar a esquinçaments.

L'àloe vera pot utilitzar-se com a gel lubricant natural, suau i no irritant. Proporciona l'efecte desitjat alhora que hidrata i protegeix el teixit vaginal. Amb una fulla fresca de la planta, s'han d'eliminar les espines d'ambdós costats, tallar la fulla longitudinalment i extreure'n el gel interior amb una cullera o un ganivet. Aquest gel pot utilitzar-se immediatament o guardar-se a la nevera durant uns dies. Si s'utilitza gel d'àloe vera comercial, ha de ser pur i no contenir additius ni productes químics no desitjats.

81. MELANOSI

—

L'exposició al sol pot desencadenar la melanosi, una afecció que provoca l'aparició de taques marrons, normalment a la cara. El nas, el llavi superior, el front, les galtes i la barbeta en són les zones més afectades, però també pot aparèixer en altres zones de la pell exposades amb freqüència al sol. Aquesta afecció afecta predominantment les dones i és més freqüent en les embarassades. Els canvis hormonals provocats per l'embaràs, les píndoles anticonceptives o la teràpia hormonal substitutiva poden fer que els melanòcits de la pell produeixin més pigment marró (melanina). Tot i que aquesta afecció és inofensiva des del punt de vista de la salut, a moltes persones amb melanosi no els agrada l'aspecte clapejat que aquestes taques donen a la pell. Si el desencadenant són les hormones, sol desaparèixer quan disminueixen els nivells hormonals (en deixar de prendre medicaments o després de l'embaràs). Alternativament, i per als casos amb altres factors desencadenants, la manera més segura d'evitar que aquestes zones afectades s'enfosqueixin és evitar la radiació ultraviolada del sol. Quan s'estigui a l'aire lliure, s'ha d'utilitzar protecció solar, barret i ulleres de sol. La hidroquinona pot aclarir la pell i es pot combinar amb corticoesteroides per potenciar-ne l'efecte. També es poden utilitzar altres medicaments o procediments, com exfoliacions químiques o teràpia amb làser o llum.

Per evitar els efectes secundaris dels medicaments i optar per un tractament fàcil i casolà per a la melanosi, prova el gel d'àloe vera. La seva aplicació tòpica aclareix les taques fosques de la pell. En un estudi, les dones embarassades que van aplicar gel d'àloe vera encapsulat en liposomes sobre la seva melanosi van observar una millora significativa en la pell decolorada i una marcada disminució de la pigmentació. Algunes dones embarassades del grup de control que van utilitzar gel d'àloe vera no encapsulat directament sobre la pell també hi van observar certa millora, però no tanta.[102] L'administració de liposomes va millorar la biodisponibilitat del gel d'àloe a les capes de la pell i va permetre que s'esvaïssin els nivells més profunds del pigment. En els casos lleus, l'àloe pot aplicar-se diàriament sobre la pell per protegir-la del sol i aclarir la pigmentació.

82. PASTA DE DENTS

Les pastes dentífriques són gels, pastes o pólvores que s'utilitzen amb un raspall de dents. Ajuden a eliminar les restes de menjar i els bacteris, cosa que preveu la formació de placa i tosca dental, que al seu torn provoquen càries i malalties de les genives. La majoria dels dentífrics comercials contenen una sèrie de substàncies químiques, com detergents, abrasius suaus, aglutinants, fluor i aromes, per garantir que la pasta faci bona escuma, tingui bon sabor, elimini les taques superficials i enforteixi les dents. Alguns tenen additius especials per millorar el poder blanquejador i combatre la sensibilitat i la tosca dental. No tots aquests ingredients són segurs i se sap que alguns provoquen aftes o alteren les hormones. D'altres són carcinògens potencials o fins i tot es consideren letals (fluor) si s'ingereixen en altes dosis.

El gel d'àloe vera no s'utilitza gaire en odontologia, però ha demostrat ser més eficaç per reduir la placa i la gingivitis quan s'utilitza com a ingredient en pastes dentífriques, en comparació amb l'agent antibacterià i antifúngic d'ús comú, el triclosan, utilitzat en dentífrics comercials.[103] El triclosan ha estat prohibit com a ingredient en sabons antibacterians per a les mans, però continua estant permès en pastes dentífriques. Molts estan d'acord que no hauria de ser així. Elegir un dentífric amb àloe en lloc de triclosan pot ajudar a evitar efectes secundaris innecessaris i potencialment perjudicials. El gel dentífric d'àloe vera provat directament contra els bacteris orals va resultar ser igual d'eficaç que els dentífrics comercials per eliminar l'*Streptococcus mutans,* la principal causa de la càries dental.[104] Aquest producte natural és segur per a les genives i el teixit de l'interior de la boca i proporciona els beneficis d'eliminar els bacteris danyats i millorar, alhora, la salut bucal.

83. TALONS CLIVELLATS
—

La pell dels talons dels peus es pot ressecar i clivellar. El teixit que envolta la vora dels talons s'engrosseix i provoca durícies. També es poden produir clivelles en les durícies gruixudes, sobretot si es carrega massa pes sobre els tous de greix sota els talons, especialment en absència de suport, això és, sense calçat. Estar dempeus durant molt de temps i portar un calçat inadequat pot augmentar la pressió sobre els talons, forçant-los a expandir-se lateralment. Si la pell està seca, aquest augment de pressió farà que es clivelli.

Algunes afeccions mèdiques o cutànies també poden ressecar-la i provocar aquest problema. La majoria dels casos de talons clivellats són només irritants, però, si l'afecció és greu, pot arribar a ser dolorosa i antiestètica.

Sempre s'ha de portar calçat adequat per subjectar el peu i alleujar la pressió excessiva sobre els talons. Es recomanen sabates amb sola gruixuda i la part posterior tancada. Per reparar els talons, cal reduir el gruix del teixit callós; algunes clivelles no cicatritzen si no s'elimina aquesta pell sobrant i dura. A continuació, els peus s'han de submergir en un bany de peus calent. Immediatament després, es pot aplicar gel d'àloe vera en els talons. El gel només triga uns minuts a assecar-se i es pot aplicar diverses vegades al dia. Hidrata la pell i cura el teixit malmès augmentant la formació de teixit i afavorint el desenvolupament de nous vasos sanguinis.[105] L'àloe també es pot barrejar amb altres productes naturals per millorar les clivelles i accelerar la curació.

CREMA D'ÀLOE I MEL PER ALS TALONS
- 1 cullerada de gel d'àloe vera
- 1 cullerada de mel

1. Barreja l'àloe i la mel.
2. Aplica la barreja sobre els talons i deixa-la actuar durant quinze minuts.
3. Renta la zona amb aigua tèbia.

84. TAQUES A LES AXIL·LES
—

La pell de les axil·les ha de tenir aproximadament el mateix color que la de la resta del cos. No obstant això, moltes persones desenvolupen tonalitats més fosques en aquesta zona i desitjarien aclarir-la per igualar-la a la de la resta del cos. En la majoria dels casos, aquesta afecció és totalment inofensiva i pot ser causada per la depilació, certs desodorants, antitranspirants o cremes, o l'acumulació de cèl·lules cutànies mortes. Aquests desencadenants poden irritar la pell i fer que es produeixi més melanina, el pigment marró fosc o negre responsable del color de la pell. També es pot deure a una malaltia anomenada acantosi *nigricans*. Això fa que la pell es faci més compacta i fosca. L'acantosi *nigricans* tendeix a ser hereditària, però les persones amb resistència a la insulina o que tenen nivells elevats d'insulina (produïda hormonalment o medicinalment) també estan en risc de patir-la. Els nivells elevats d'insulina poden augmentar la producció de melanina i produir taques fosques a la pell. El tractament de l'acantosi *nigricans* sol resoldre el problema de les axil·les fosques. En els altres casos, serà útil prendre mesures per mantenir la insulina en nivells normals. Les cremes retinoides prescrites per dermatòlegs, les cremes a base de vitamina D o els pílings químics poden ajudar a aclarir la pell de les axil·les.

Una manera segura i natural de fer-ho és aplicar gel d'àloe vera. Es pot extreure directament de la part interior de les fulles de la planta o utilitzar-se un gel comercial d'alta qualitat. L'àloe s'ha d'aplicar cada dia durant almenys quinze minuts. El gel s'asseca ràpidament i no deixa cap residu enganxós, per la qual cosa també es pot deixar tot el dia. També funciona com a desodorant. Un compost de l'àloe vera anomenat aloïna inhibeix l'enzim tirosinasa.[106] Aquest enzim és necessari per produir melanina. Més melanina implica una pell més fosca. Aplicant gel d'àloe vera s'impedeix la producció de melanina i la pell de les axil·les ja no s'enfosquirà com abans.

85. ULLS INFLATS
—

A mesura que envellim, el teixit que envolta els ulls comença a perdre elasticitat i a debilitar-se. El greix que abans era a la parpella superior pot desplaçar-se a la inferior. Això dona un aspecte d'inflamació. L'efecte s'agreuja si aquí també s'acumula líquid. Amb el temps, la pell de sota els ulls pot semblar flàccida, caiguda, fosca i inflada. Aquest aspecte no molesta algunes persones, però d'altres volen evitar-lo per millorar el seu aspecte. Els suggeriments habituals per combatre els ulls inflats són dormir prou, fer-ho amb el cap elevat o posar-se una compresa freda sota els ulls.

L'àloe vera té enzims antiinflamatoris, àcids grassos, àcids fenòlics i hormones[107] que poden reduir la inflamació i les bosses de les ulleres. També conté vitamina C, coneguda per millorar la circulació. Això ajuda a eliminar l'excés de líquid acumulat sota els ulls. Es pot aplicar gel d'àloe fresc a la zona amb un dit o xopar boles de cotó amb àloe i col·locar-les sobre els ulls durant deu minuts. Perquè la pell de sota dels ulls es vegi més ferma i fina, aquesta operació s'ha de fer dues vegades al dia.

86. UNGLES FORTES
—

Les ungles es poden tornar fràgils i seques a causa de la pèrdua d'humitat, o toves a causa d'un excés. De vegades, el culpable és una malaltia o la dieta, però el més freqüent és que siguin factors externs. Passa especialment si les ungles dels peus són fortes, però les de les mans febles. El fet que constantment estiguem mullant i eixugant les ungles en rentar-nos les mans, fregar els plats, dutxar-nos i fer altres tasques, per no esmentar l'ús de detergents, netejadors agressius i acetona, causen estralls en la salut de les ungles i poden provocar danys irreversibles. A mesura que creixen les noves ungles, cal cuidar-les perquè es mantinguin sanes. Quan es fan tasques domèstiques, es recomana utilitzar guants. Cal hidratar les cutícules i xopar les ungles amb oli. També és important tallar-les o llimar-les amb regularitat.

Les ungles poden hidratar-se gràcies a l'aigua de l'ambient extern, la qual, però, tendeix a perdre's ràpidament. El gel d'àloe vera és un hidratant que, quan s'aplica a la superfície de les ungles i les cutícules, atrau la humitat i augmenta l'absorció d'aigua. Això és fantàstic per a les ungles seques i permetrà que la humitat afegida reforci el llit unguial i en suavitzi el teixit circumdant. La pell de les cutícules es pot empènyer cap avall per eliminar la pell morta. Els padrastres també s'estoven i són més fàcils d'eliminar sense danyar-ne la pell circumdant. L'aspecte general de les ungles millora. Es pot tallar un trosset de fulla d'àloe i fregar el gel sobre les ungles i les cutícules. Es pot deixar eixugar o rentar al cap d'uns quants minuts, abans d'aplicar-hi una crema hidratant lleugera.

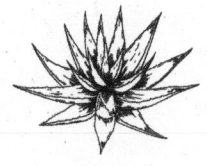

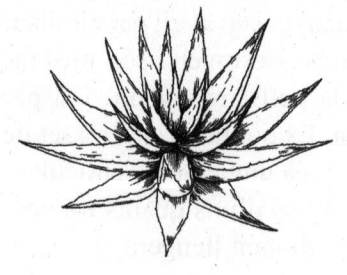

CAPÍTOL 4

PLANTES
I ANIMALS

—

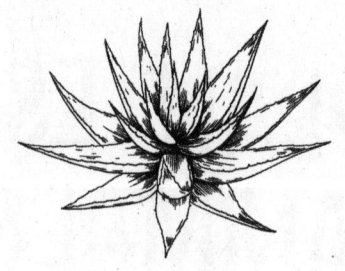

87. CONTROL DE MOSQUITS
—

A la primavera i a principis d'estiu, les picades d'insectes poden fer que seure a l'aire lliure resulti insuportable. El repel·lent d'insectes, la màniga llarga i els pantalons llargs, o romandre en espais interiors, poden reduir o prevenir la incidència de les picades, però aquestes precaucions no són infal·libles. Un cop amb la picada, la zona de la pell afectada pot envermellir-se, picar i coure. Els insectes trenquen la pell per arribar a la sang que necessiten per alimentar-se i desenvolupar els seus ous. Molts segreguen anticoagulants en la seva saliva per mantenir la sang fluint mentre aconsegueixen el seu objectiu. L'organisme reacciona a aquests compostos alliberant histamines per combatre la substància estranya. Els vasos sanguinis es dilaten i irriten els nervis, provocant el característic bony vermell, inflamat i que pica.

Alguns mosquits són vectors de malalties, és a dir, són portadors de virus que transmeten als humans. Un d'ells és el mosquit *Aedes*, que pot transmetre el virus del Zika, el dengue i la febre groga. Aquests mosquits viuen tant a l'interior com a l'exterior i solen picar les persones durant el dia, però continuen estant actius a la nit. Un altre és el mosquit *Anopheles*, que transmet els paràsits *Plasmodium*. Aquests paràsits envaeixen els glòbuls vermells de l'ésser humà i causen el paludisme. Aquestes malalties varien en gravetat i fins i tot poden arribar a ser mortals. Alguns símptomes són febre, erupció cutània, dolor articular, dolor muscular, mal de cap, fatiga i, de vegades, convulsions.

La reducció o eliminació de les poblacions de mosquits és important per reduir-ne el risc de picades. Cal evitar tenir aigua estancada i altres vivers de mosquits. Quan s'estigui a l'aire lliure, cal portar roba que cobreixi la major part possible del cos. Es recomana fer servir repel·lents d'insectes i mantenir portes i finestres tancades, si no hi ha mosquiteres. L'Organització Mundial de la Salut recomana utilitzar repel·lents d'insectes que continguin DEET o IR3535. Tot i que són eficaços, tots dos poden irritar molt els ulls —són capaços de dissoldre els plàstics. Una alternativa natural és l'àloe vera.

L'extracte de fulles seques i madures d'àloe vera va demostrar la seva toxicitat contra les larves comunes del mosquit comú, així com contra les larves més perilloses dels mosquits *Aedes* i *Anopheles*. En un estudi, al cap de vint-i-quatre hores, la taxa de mortalitat de les larves tractades era estadísticament superior a la de les larves de control no tractades.[108] L'àloe que es polvoritza al jardí i en zones on tendeix a acumular-se aigua pot ajudar a disminuir el nombre de larves de mosquit i reduir el risc de picades i possible transmissió de malalties.

88. DESENVOLUPAMENT DE LES ARRELS
—

Les arrels mantenen la planta ancorada al sòl, n'absorbeixen l'aigua i els nutrients, produeixen hormones i emmagatzemen aliment extra per al seu ús futur. Creixen per sota terra, ramificant-se en altres de més petites i fines i amb pèls radiculars. La longitud i el pes de les arrels poden superar els de la resta de la planta, la qual cosa dona una idea de la seva importància per a la salut, el desenvolupament i el manteniment de la planta en conjunt.

Els esqueixos són segments de la planta, normalment les tiges o les fulles, que es poden utilitzar en el desenvolupament d'una nova planta, que serà el duplicat genètic de la primera. Per a això, l'esqueix ha de fer arrels. Per fomentar el seu creixement, l'esqueix se sol submergir en una hormona d'arrelament i s'introdueix en una barreja humida per a testos. Depenent de la varietat de la planta, les arrels tarden un o dos mesos a arrelar i créixer prou per a la plantació.

Una manera d'augmentar la velocitat de desenvolupament de les arrels és utilitzant gel d'àloe vera. Es pot cavar un petit forat d'uns dos centímetres de profunditat en sorra humida o en un mitjà d'arrelament. Es col·loca el gel al forat i s'hi insereix l'esqueix, de manera que l'extrem d'aquest últim quedi submergit en el gel. Es tapa el forat amb cura per fixar la planta al seu lloc. El desenvolupament de les arrels hauria de tenir lloc a un ritme accelerat.

89. DURADA DELS ALIMENTS
—

La floridura pot començar a créixer en els gerds molt ràpidament i l'enciam de fulla verda pot podrir-se i pansir-se abans que tinguem temps de consumir-lo. Això no només és un malbaratament, sinó que també provoca frustració. Per prolongar la vida útil de fruites i verdures, es poden recobrir amb gel d'àloe vera. El gel d'àloe és comestible, invisible i no afecta el sabor dels aliments. És una alternativa natural als tractaments químics nocius i els recobriments sintètics als quals se sotmeten molts d'ells. Quan en un estudi es va aplicar gel d'àloe vera a la superfície d'una papaia, la incidència del deteriorament només era evident en el 27% de la superfície de la fruita al cap d'una setmana, mentre que era del 100% durant el mateix període de temps si no es recobria.[109] L'àloe té propietats antimicrobianes que poden prevenir la contaminació per molts tipus de bacteris, virus i fongs. L'àloe reté de manera natural la humitat, mantenint els aliments en bon estat. La barrera que crea l'àloe entre la fruita i l'aire també redueix la difusió de gasos i disminueix la taxa de respiració.[110] Això en prolonga l'inici de la descomposició i n'augmenta la vida útil.

90. ENFOSQUIMENT DE LA FRUITA TALLADA
—

Quan es talla poma per a l'esmorzar de l'escola o es prepara una safata de fruita per a una festa, sovint cal fer-ho amb hores d'antelació. Quan arriba l'hora de menjar-la, la fruita ha adquirit un to marró ben lleig. Tot i que es pot menjar perfectament, el seu aspecte la fa menys apetitosa i acabarà sent un plat que ningú voldrà tastar. Quan es pelen o tallen les fruites, les cèl·lules al llarg de les línies de tall s'obren. Això allibera un enzim de les cèl·lules que s'anomena polifenoloxidasa. Quan aquest enzim s'exposa a l'oxigen de l'aire, es produeix una reacció en la qual la polifenoloxidasa converteix els fenols vegetals en melanina, un pigment fosc que fa que la polpa de la fruita es torni marronosa.

Per evitar que es produeixi aquesta reacció cada vegada que es talla un alvocat, una poma o un plàtan, la fruita tallada s'ha de remullar durant dos minuts en tres parts de gel d'àloe vera i una part d'aigua. Es va provar la capacitat de l'àloe per prevenir l'enfosquiment de les pomes: va mantenir la blancor de les pomes tallades sis dies després d'estar en remull durant dos minuts i va retardar-ne l'enfosquiment, en comparació amb les pomes tallades no tractades. L'àloe actua principalment retardant l'augment de la polifenoloxidasa, que al seu torn provoca l'enfosquiment.[111]

91. ORELLES DE GOSSOS

L'interior de les orelles dels gossos és càlid. Si s'humiteja després d'un bany, de fer una capbussada o de passejar sota la pluja, les orelles poden ser un brou de cultiu perfecte per a bacteris o fongs. La infecció resultant pot causar inflamació, envermelliment i dolor. Hi pot haver secrecions i també fer mala olor. En aquests casos, s'ha de consultar un veterinari perquè hi apliqui les cures adequades. Per evitar el viatge al veterinari —amb el cost associat— i l'angoixa que li pugui causar al gos, has d'examinar-li les orelles cada setmana a la recerca de brutícia, irritació o plagues. La identificació precoç de qualsevol problema sol poder solucionar-se a casa netejant les orelles i evitant que es desenvolupi una infecció.

S'ha de retirar qualsevol objecte estrany (llavors, paparres) que pugui observar-s'hi fàcilment i desprendre'l sense causar danys, ni a tu ni al teu gos. Afegeix aproximadament una culleradeta de suc d'àloe vera en el conducte auditiu extern amb un comptagotes i fes un massatge a l'orella interna i externa, prestant especial atenció a la base de l'orella. Així s'escampa el suc per tota l'orella. El gos, naturalment, sacsejarà el cap per eliminar el líquid, però això ajuda que vagin caient les restes que li queden a l'interior. Tota brutícia s'ha de netejar amb boles de cotó. L'àloe vera té compostos antifúngics, antivirals i antibacterians que ajuden a desinfectar l'orella i mantenir-la lliure de gèrmens. És calmant i redueix la irritació, la picor i el malestar general. Les esgarrinxades, talls o altres ferides es beneficiaran d'una curació més ràpida. Revisa les orelles del teu gos setmanalment i neteja-les quan sigui necessari.

SALUT

BENESTAR

BELLESA

PLANTES I ANIMALS

CASA I LLAR

92. POLLS

—

La història es repeteix: any rere any, els nens són enviats a casa des del col·legi amb una nota advertint els pares que hi ha un brot de polls. Aquests diminuts insectes que infesten el cuir cabellut dels nens (i dels adults) són una font de pànic i vergonya, tot i que tenir polls no significa tenir una mala higiene personal. Poden saltar del cap i anar a parar a la catifa, la roba de llit, les tovalloles i els peluixos, on de vegades dipositen els seus ous i continuen creixent un o dos dies més. Els polls s'alimenten de la sang del cuir cabellut i es transmeten fàcilment d'una persona a una altra per contacte directe. Algú pot estar infectat durant diverses setmanes abans que li comenci a picar el cap. Es tracta d'una reacció al·lèrgica a la saliva del poll. Els polls i les llémenes (ous) són difícils de veure, però una mirada atenta al voltant de les orelles i en els plecs de la pell pot proporcionar una bona oportunitat per visualitzar-los. Per matar els polls adults s'utilitzen xampús medicinals. Costa combatre els ous perquè s'adhereixen a la tija del pèl amb una substància enganxosa difícil d'eliminar. Es recomana un segon tractament amb un xampú específic quan les llémenes desclouen.

Si prefereixes els remeis naturals, pots utilitzar gel d'àloe vera. L'àloe mata la majoria dels polls adults en poques hores i pot tornar a aplicar-se cada pocs dies per eliminar els que vagin quedant. També calma el cuir cabellut irritat per picades i esgarrapades, accelera la curació i redueix la picor. El gel també hidratarà els cabells, i el deixarà suau i sedós. Els cabells i el cuir cabellut s'han d'amarar amb gel d'àloe vera pur durant unes quantes hores i després rentar-se. Per eliminar les llémenes, convé esbandir el pèl amb vinagre de sidra de poma per debilitar la substància enganxosa que les subjecta als cabells i després pentinar-lo per desfer-se de les llémenes despreses i els polls morts. Aquest procés s'ha de repetir cada pocs dies durant catorze dies per obtenir bons resultats.

93. PUGONS

Els pugons són insectes de cos tou amb peces bucals punxants que xuclen la saba de les plantes. Són petits, fan mig centímetre, i poden ser verds, marrons, negres, grocs, grisos o roses. Es reprodueixen amb força rapidesa i s'agrupen i s'alimenten en colònies. Les fulles de les plantes infestades es deformen, es marceixen o s'esgrogueeixen. Les flors i els fruits també se'n veuen afectats. Tot i que els pugons poden ser molt destructius per a algunes espècies sensibles, en la majoria dels casos són més una molèstia que un dany per als arbustos i arbres. Aquests petits insectes produeixen un residu enganxós anomenat melassa, que pot caure sobre cotxes, la calçada o en mobles d'exterior, i deixen taques enganxoses que poden ser difícils d'eliminar. La melassa també és susceptible a la floridura i atrau les formigues, que se n'alimenten. El més preocupant és que els pugons són portadors de virus vegetals i poden propagar malalties.

Una petita colònia en una planta es pot eliminar mitjançant la poda, però les colònies més grans requereixen mesures de control. Sovint s'utilitzen insecticides comercials, olis i sabons sòdics, però alguns poden causar irritació cutània o pulmonar, mals de cap o marejos. Es poden utilitzar mètodes naturals per evitar aquests possibles efectes secundaris. Les plantes, inclòs el revers de les fulles, s'han de ruixar amb aigua freda per desallotjar-ne l'insecte. En alguns casos, el fet d'afegir unes gotes de detergent a l'aigua ajuda a augmentar-ne l'efectivitat. S'ha demostrat que l'àloe vera és eficaç per reduir els danys causats per plagues i llavors en plantes infestades.[112] En un estudi es van triturar fulles d'àloe fins a obtenir-ne una pasta, que es va diluir en aigua i a la qual es va afegir una petita quantitat de sabó líquid. Els cultius de colza infestats de pugons es van ruixar un cop a la setmana durant tres setmanes amb la solució d'àloe vera o amb una solució de control que només contenia aigua i sabó líquid. Les plantes ruixades amb l'àloe van tenir menys danys i un millor rendiment en comparació amb les que van ser ruixades amb la solució de control, i les plantes no en van resultar danyades de cap manera.[113] La pròxima vegada que els pugons envaeixin el teu jardí, utilitza fulles fresques d'àloe, aigua i sabó líquid per eliminar-los i evitar danys a les plantes.

94. SARNA

Des de fa més de dos mil cinc-cents anys, les infestacions per sarna afecten éssers humans de totes les races i edats. Es calcula que cada any hi ha cent trenta milions de nous casos de sarna a tot el món a causa de l'àcar *Sarcoptes scabiei*, altament contagiós. Aquest àcar es propaga per contacte directe de persona a persona i, un cop a la pell, s'hi endinsa i produeix una reacció al·lèrgica que es manifesta en forma de petites protuberàncies i butllofes vermelles que produeixen una picor extrema. Aquesta picor és incessant i tendeix a empitjorar a la nit, amb la qual cosa afecta el son. El gratament excessiu, de vegades, provoca infeccions secundàries. Aquests símptomes poden no ser evidents fins passats uns mesos des de la transmissió, però els àcars poden continuar propagant-se durant aquest temps. Després del diagnòstic, es prescriu una crema que conté un acaricida, com la permetrina, o un medicament oral, com la ivermectina. La crema s'aplica del coll cap avall i es deixa tota la nit abans de rentar la zona. Cal un segon tractament al cap de set dies. Hi ha tractaments alternatius, però tenen efectes secundaris greus i no tots són aprovats per les autoritats sanitàries. També es poden prendre antihistamínics per reduir la inflamació i la picor.

El gel d'àloe vera va tractar amb èxit la sarna en cinc pacients d'un estudi realitzat a Nigèria.[114] En un estudi posterior, el gel d'àloe vera va ser tan eficaç com el medicament contra la sarna, el benzoat de benzil. Totes les lesions de la pell van desaparèixer i la picor es va alleujar en més del 87% dels pacients després de dos cicles de tractament en el grup de l'àloe, en comparació amb el 78% dels pacients en el grup tractat amb el benzoat de benzil.[115] Per tant, l'àloe resulta ser una alternativa eficaç i segura a alguns dels productes més forts per eliminar les infestacions de sarna del cos.

95. TERMITES
—

Les termites existeixen des de fa més de cent vint milions d'anys. S'alimenten de tot el que estigui fet de cel·lulosa, el component estructural de les parets cel·lulars de tot material vegetal. Això inclou fusta, fibres vegetals i paper. Tenen mandíbules dures que també poden mastegar guix i plàstic, malgrat que aquests aliments no els interessen gaire; els destrueixen si impedeixen el pas cap al material de cel·lulosa. Tot i que les termites són força petites, ja que mesuren entre mig centímetre i poc més d'un centímetre, poden devastar una casa de dalt a baix. Hi ha moltes espècies diferents de termites, però les més comunes nidifiquen sota terra, en fusta seca o en fusta humida sobre la superfície del sòl. Cal eliminar el material vegetal mort proper a l'habitatge, sobretot si aquest es troba en contacte directe amb la casa. S'han de segellar totes les esquerdes de la casa i inspeccionar tota la fusta, inclosa la llenya i els mobles, per detectar la presència de termites. S'han de solucionar les fuites, la possible aigua de pluja que pugui entrar i els problemes de canonades perquè el sòl al voltant de la casa i la propietat no estigui excessivament humit. El més habitual és que les empreses de control de plagues utilitzin tractaments químics per eliminar-ne les infestacions. Es poden aplicar al sòl, la fusta o els materials de construcció. Més recentment, s'han introduït els esquers per a termites com a mètode per ser més respectuosos amb el medi ambient i reduir el risc per a la salut humana. Aquests esquers tenen dosis més baixes d'insecticides.

Un producte tan aparentment suau i calmant per a la pell com l'àloe vera no sembla que pugui actuar com a element dissuasiu per a les termites, però ho fa. S'extreu el gel de les fulles fresques d'àloe vera i es mol fins a obtenir-ne una pasta que es barreja amb aigua en una proporció d'un a cinc. L'aigua d'àloe s'ha de ruixar directament sobre les termites, al voltant dels fonaments, en els mobles de fusta o en qualsevol lloc on puguin amagar-se aquests insectes. Fes-ho dues vegades al dia fins que desaparegui qualsevol indici d'infestació.

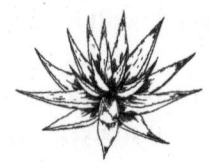

CAPÍTOL 5

CASA I LLAR

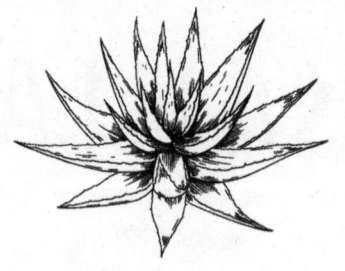

96. COLA PER A PAPER

Les coles s'utilitzen des de fa milers d'anys i s'han trobat en mobles de fusta egipcis i terres de rajoles romans i grecs. Es deriven de compostos orgànics amb propietats aglutinants que poden mantenir unides les superfícies. Les primeres coles es fabricaven amb col·lagen extret de la pell, els ossos i altres teixits connectius. Més tard es van descobrir altres proteïnes animals adhesives, com la caseïna de la llet i l'albúmina de la sang. Les plantes també tenen compostos adhesius. L'agar, l'algina i la goma aràbiga són algunes de les substàncies extretes de les plantes utilitzades per fabricar cola. Avui dia, la cola té innombrables aplicacions i l'utilitzen des d'escolars fins a professionals de la indústria.

La cola es pot comprar amb facilitat i és relativament barata. Les que més s'utilitzen a casa solen tenir una base de petroli o de dissolvent amb una gran quantitat de substàncies químiques nocives que poden causar irritació cutània i respiratòria. Per evitar aquests problemes, es pot utilitzar àloe vera com a component per enganxar paper. El gel interior de les fulles té una consistència enganxosa quan està humit. Mira de barrejar, a parts iguals, gel d'àloe vera, aigua, bicarbonat, vinagre i llet en pols per fer la cola.[116] La pots fer servir mullant un pinzell a la cola i estenent-la sobre la superfície de paper.

97. LLIMONADA

La llimonada és una beguda estiuenca molt popular que es prepara amb llimones, sucre i aigua. Almenys als Estats Units, els nens solen vendre-la al jardí d'entrada de casa seva per guanyar una mica de diners i oferir als seus veïns un refresc dolç i fred. Encara que pugui semblar molt estatunidenc, en realitat es creu que el seu origen es remunta als egipcis, tot i que alguns sostenen que el seu descobriment s'hauria d'atribuir als francesos. Avui dia, la llimonada pot ser àcida, dolça, transparent o més fosca; groga o rosa; carbonatada o sense gas.

L'addició de gel d'àloe vera a la llimonada en potencia els beneficis nutricionals sense canviar-ne el sabor. L'àloe es compon de minerals, vitamines, proteïnes, hidrats de carboni i greixos. Té més de setanta-cinc compostos biològicament actius que ajuden a reduir la inflamació, estimulen el sistema immunitari i destrueixen bacteris, virus i fongs. L'àloe també pot ajudar a curar ferides, controlar la diabetis, prevenir el creixement de tumors i millorar l'artritis.

LLIMONADA D'ÀLOE VERA

- 1 got de sucre
- 1 got de suc de llimona acabada d'esprémer
- 4 gots d'aigua filtrada
- ½ got de gel fresc de fulla d'àloe vera (utilitza les grans, com les que es venen als supermercats)

1. En un cassó, escalfa 1 got d'aigua amb el sucre.
2. Remou-ho constantment fins que el sucre s'hagi dissolt per complet.
3. Refreda la solució i afegeix-hi el suc de llimona acabada d'esprémer. Remou-ho tot.
4. Damunt d'una taula, talla una fulla d'àloe longitudinalment. Raspa'n el gel interior amb una cullera.
5. Barreja aquest gel amb ½ got d'aigua i remou-ho bé.
6. Afegeix-hi el sucre i la solució de llimona juntament amb l'aigua restant.
7. Posa-ho a la nevera unes quantes hores.

8. Si desitges més dolçor, afegeix-hi més sucre. Si desitges més acidesa, afegeix-hi més suc de llimona.

98. METALLS PESANTS AL SÒL

La majoria dels metalls pesants, com el plom, el níquel i el cadmi, es troben de forma natural al sòl terrestre en concentracions molt baixes. Els processos industrials han provocat un augment dels metalls pesants en alguns sòls, de vegades fins a nivells que amenacen la salut. El càncer, els danys orgànics, els retards en el desenvolupament o el deteriorament de qualsevol part del cos, inclosos els sistemes nerviós i reproductor, s'han relacionat amb toxicitat induïda pels metalls pesants. Cal comprendre aquesta amenaça potencial si cultives les teves pròpies fruites i verdures. Tot i que molts tipus de metalls pesants no s'absorbeixen, alguns sí que ho fan. Com més alts siguin els nivells del sòl, més grans seran les quantitats presents en els aliments. Els cultius d'arrels i verdures de fulla tendeixen a absorbir-los més, per la qual cosa cal tenir cura d'aquestes plantes. S'ha d'eliminar tota la brutícia abans de menjar qualsevol aliment de l'hort. Si els nens hi juguen, cal advertir-los que no es fiquin terra a la boca. El seu sistema nerviós no està completament desenvolupat i és més susceptible a nivells més baixos d'aquests contaminants.

Si la presència de metalls pesants al sòl és preocupant, cal prendre mesures per millorar-ne les condicions, garantint uns cultius més sans i uns nivells de salut més alts en l'organisme. Hi ha diverses opcions. La terra vella es pot cobrir amb una tela de jardineria i, a continuació, escampar una capa de terra nova no contaminada. També es pot afegir matèria orgànica, com compost o fem, per diluir els contaminants. Un altre mètode, aquest bastant nou, consis-

SALUT

BENESTAR

BELLESA

PLANTES I ANIMALS

CASA I LLAR

teix a afegir plantes que absorbeixin els metalls pesants.
L'àloe vera ho fa. S'ha demostrat que neteja la terra con-
taminada absorbint plom, níquel, coure, cadmi i crom III
i VI; la planta els emmagatzema a les seves fulles.[117] Una
plantació d'àloe al voltant de l'horta redueix en gran mane-
ra la contaminació per metalls pesants de la terra de cultiu i
permet el cultiu d'aliments segurs per al consum.

99. NETEJADOR DE BANYS

Els vàters, lavabos, dutxes, banyeres i terres d'una cambra
de bany poden ser un brou de cultiu de bacteris, virus i fongs
si no es netegen amb freqüència i a fons. Els seients dels
vàters, per exemple, tenen uns cinquanta bacteris per cen-
tímetre quadrat. Pot semblar molt, però en realitat no ho és,
tenint en compte que el cos humà alberga al voltant de cent
bilions de microbis. La bona notícia és que un percentatge
molt petit dels gèrmens que es troben aquí són patògens i
susceptibles de causar malalties. Els virus gastrointestinals
i els transmesos pels aliments poden durar fins a una setma-
na en superfícies sòlides i induir diarrea i vòmits. Una infec-
ció pot començar simplement estirant la cadena i tocant-se
després la boca, el nas o els ulls, transferint un patogen de les
mans. Altres organismes poden causar peu d'atleta (si es ca-
mina descalç pel bany) o empitjorar l'asma o les al·lèrgies.
Renta't sempre les mans després d'anar al bany i esterilitza
periòdicament els raspalls de dents. Les tovalloles de dutxa
s'han de rentar dues vegades a la setmana i les de mans, en
dies alterns. Hi ha molts productes comercialitzats especí-
ficament per desinfectar cambres de bany. Sovint contenen
components que afecten el sistema respiratori, causen irrita-
ció cutània i provoquen al·lèrgies. Altres ingredients no són
biodegradables del tot i poden contaminar l'entorn.

Tots els netejadors naturals, sense productes químics nocius, poden utilitzar-se per eliminar els bacteris, virus i fongs que aguaiten als seients dels vàters, a la tassa del vàter i en qualsevol altra superfície de la cambra de bany. L'àloe vera és fins i tot més eficaç com a desinfectant que una solució de peròxid d'hidrogen al 10% i que una solució d'hipoclorit de sodi al 5%.[118] Aquests productes s'utilitzen comunament com a antimicrobians per tal de descontaminar.

NETEJADOR D'ÀLOE PER AL BANY

- ½ got d'aigua
- ¼ de got de vinagre
- ¼ de got de gel d'àloe vera
- 15 gotes d'oli essencial de llimona

1. Barreja tots els ingredients i passa la barreja a un polvoritzador de vidre. Si s'utilitza gel d'àloe fresc directament de la planta, és possible que sigui convenient passar-lo per una liquadora per obtenir-ne una consistència més suau.
2. Polvoritza la solució sobre les superfícies i deixa-la actuar durant diversos minuts abans d'eixugar-les amb un drap net.

100. PURIFICADOR DE L'AIRE

La qualitat de l'aire es mesura tant en espais interiors com exteriors. En el primer cas, es refereix a l'estat de l'aire dins de les nostres cases, llocs de treball, centres comercials o qualsevol altre edifici. Aquest aire el respiren els seus ocupants i, per tant, repercuteix en la seva salut. Una mala qualitat de l'aire implica que aquest conté contaminants que afecten el funcionament de l'organisme i poden

SALUT

BENESTAR

BELLESA

PLANTES I ANIMALS

CASA I LLAR

manifestar-se en forma de mals de cap, marejos o fatiga. Cada persona reaccionarà de manera diferent als contaminants: algunes seran més sensibles que d'altres. Les persones amb asma o problemes respiratoris poden experimentar un empitjorament dels seus símptomes. El sistema immunitari pot sobrecarregar-se en intentar eliminar aquests contaminants de l'organisme i poden sorgir una sèrie de problemes, com refredats freqüents o malestar general. L'exposició prolongada arriba a contribuir a l'aparició de malalties cardíaques i càncer. Alguns contaminants comuns de l'aire interior són el monòxid de carboni, el fum de fumadors propers, el plom, l'amiant, el radó, el formaldehid i la floridura. L'ús de productes de neteja químics, pesticides, aerosols i el fum de les xemeneies també contribueixen a la mala qualitat de l'aire. L'eliminació de les fonts de contaminants i el perfeccionament de la ventilació en cases i edificis milloren la qualitat de l'aire.

Se sap que les plantes absorbeixen diòxid de carboni i alliberen oxigen durant el dia. La particularitat de l'àloe vera és que, a diferència de la majoria de les plantes, també realitza aquest procés durant la nit. Una planta d'àloe al dormitori podria augmentar el subministrament d'oxigen i permetre a les cèl·lules del cos dur a terme les seves funcions a un millor ritme. L'àloe també elimina de l'aire els tòxics formaldehid, benzè i tricloroetilè. Aquestes toxines se solen trobar en els productes de neteja domèstica, pintures, adhesius, pesticides i fum de cigarret. Els experts recomanen tenir una planta d'àloe vera per cada cent metres quadrats.

101. TAQUES D'OLI

L'oli calent d'una paella pot esquitxar la roba i deixar taques fosques que poden ser molt difícils de treure. Els olis de cuina no són l'únic problema. Els d'altres productes, com locions, pomades i olis de motor, poden malmetre igualment la roba. Per eliminar aquestes taques, cal posar la peça en remull durant trenta minuts, després de la qual cosa s'ha de fregar la taca amb gel d'àloe vera fresc i fer-ho suaument, amb moviments circulars. L'àloe penetra en les fibres i elimina l'oli. A continuació, s'esbandeix el teixit amb aigua neta i es deixa eixugar a l'aire. No s'ha d'utilitzar l'assecadora; això podria fixar la taca si no s'ha eliminat per complet. Si, després d'eixugar la peça, la taca continua veient-se, encara que sigui lleument, repeteix el procés anterior.

NOTES